Homöopathische Arzneimittel-Bilder bei Hund und Katze

Lernen mit Cartoons

Gabriele Pfeiffer
Julia Drinnenberg

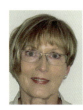

著者：
ガブリエレ・プファイファー
(Gabriele Pfeiffer)

獣医。1989年、ホメオパシー獣医としての治療を開始。
「オーデ・サペレ」（ドイツ獣医ホメオパシーのための教育研究所）の講師陣メンバー。
獣医向け強化学習アカデミー、ドイツ獣医連盟、統合獣医学協会、国際獣医ホメオパシー協会の機関にて会員と講師。
動物行動セラピー協会、欧州動物行動セラピー協会の設立メンバー。

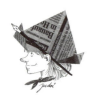

イラストレーター：
ユリア・ドリネンベルク
(Julia Drinnenberg)

風刺画家やコミック画家、イラストレータとして様々な媒体や出版社での勤務。人および動物向けホメオパシー関連書籍に多くのイラストを提供。

Original German edition:
Gabriele Pfeiffer / Julia Drinnenberg
©2010 Sonntag Verlag in MVS
Stuttgart GmbH & Co.KG, Germany

―― お断り ――

著者および出版社は、この本の使用によってもたらす症状や結果に関して、保障と責任は一切負いません。ペットはそれぞれ違った体質や特別な健康状態を持っています。この本で提案していることを実行する前に、信頼できる獣医師に相談されることをおすすめいたします。**それぞれの用量や適用においては各使用者の責任においてご使用ください。**

愛する犬(ワン)猫(ニャン)のための
ホメオパシー自然療法

●••ユーモラスなイラストでやさしくわかる••●

Homöopathische Arzneimittel-Bilder bei Hund und Katze

監修：**森井 啓二**

著者：**ガブリエレ・プファイファー**

イラストレーター：**ユリア・ドリネンベルク**

翻訳：**シュトロートホフ・比佐子**

日本語版監修にあたって

　最近「ホリスティックケア」という言葉が一般的になってきました。
　ホリスティックケアとは、生体全体をまるごとケアすること。
　それは、人も動物も肉体だけの存在ではなく、魂と心と肉体を三位一体の存在としてとらえ、これらすべてのレベルにおいて調和がとれた状態、つまり真の健康へと導くために、広い視野をもって総体的にケアするという概念です。

　現代の最先端の医学では、主に肉体を部位別に分けて、その肉体的な機能に焦点を置いて改善していく治療法として、目覚しく発展してきました。治療に使われる薬も、症状別に特化した物質を抽出・合成した薬品が主体です。
　その結果、多くの疾患の治療が可能になった反面、ある種の疾患治療に対しては、副作用の問題や症状を抑圧して治すことによる潜在してしまった病気の複雑化や新たな病気の発現、また根本的な治療や予防に対しての限界が見えてきました。

　この現代医療の欠点を補うように、大自然の治癒力を生かし生体全体を重視したさまざまなホリスティックな治療法が利用できるようになりました。
　その代表的な治療法の一つが、「ホメオパシー」です。

　ホメオパシーは、同じような症状を引き起こす物質を希釈振盪して用いることによって、自己治癒力を強力に刺激して心身の治癒を促進させる高度に体系化された治療法です。

　ホメオパシーでは、病気は肉体的な現象だけではなく、心に思うことや感じること、言葉で話すこと、食べることや様々な行為などの生き方のどこかが自然の摂理に反している場合に、生命エネルギーの流れが停滞し、それによる調和の乱れが肉体に反映されて引き起こされるものと考えられています。
　つまり病気は、心も体も含めた生体全体の履歴書になっているわけです。
　そのため同じ病名でも、ここによって個性や特徴があり、治療法も必ずしもおなじではありません。
　ホメオパシーでは、同じ病気でも、個々の体質や個性を重要視して、処方を慎重に考慮していきます。

こういった考え方は、世界各地の伝統療法や新しい治療法とも共通する概念であり、科学的にも証明されはじめています。

　よりよい健康のためには、現代医療だけに頼るのではなく、ホメオパシーをはじめとする代替補完医療の良い所も含めて適材適所で利用することが大切です。
　その中でも、真の健康のために、ホメオパシーはとても重要な役割を担っているのです。

　ホリスティックケアは、通常考えられている病気の時に適用するだけよりも、ずっと広く日常生活に根差したものです。
　人が動物と暮らそうと決めた瞬間から、愛情を注いだ瞬間からホリスティックケアは始まっています。相手のことを思いやり、愛情をもって行うすべての言葉や行動は、すべてホリスティックケアです。
　ホリスティックケアの代表的治療法の一つであるホメオパシーは、動物たちの病気を治すだけでなく、未病を改善し、健康状態をより良い安定した状態に導いてくれるでしょう。私も30年に渡りホメオパシーを実践してきて、それを確信しています。

　現在私たちは、この優れた治療法を学び、発展させていく絶好の機会を得ています。

　本書は、とても理解することが難しいホメオパシーについて、出来るだけイラストを多くして理解に繋げる試みが見られます。
　本書を通じて、ホメオパシーを学ぶ機会を得て、セルフケアの範囲内において動物たちに実践していくことで、よりよい健康を維持すると同時に、飼い主と動物たちの強い絆へと繋がっていくことでしょう。

森井　啓二
一般社団法人 日本獣医ホメオパシー学会会長
国際獣医ホメオパシー学会初代日本支部代表

目次

1 ACONITE　*Aconitum napellus*　アコナイト（ヨウシュトリカブト）(Acon.) 1
2 AGNUS CASTUS　*Vitex agnus-castus*　アグナス カスタス（西洋ニンジンボク）(Agn.) 4
3 ALOE　*Aloe socotrina*　アロエ（ケープ アロエ）(Aloe) 7
4 ANTIMONIUM CRUD.　*Stibium sulphuratum nigrum*
　アンチモン クルーダム（硫化アンチモン）(Ant-c.) 10
5 APIS　*Apis mellifica*　エイピス（ミツバチ）(Apis) 13
6 ARGENTUM NIT.　*Argentum nitricum*　アージニット（硝酸銀）(Arg-n.) 16
7 ARNICA　*Arnica montana*　アーニカ（ウサギギク）(Arn.) 19
8 ARSEN. ALB.　*Acidum arsenicosum*　アーセニカム（ヒ素）(Ars.) 22
9 AURUM MET.　*Aurum metallicum*　オーラム（金）(Aur.) 25
10 AURUM MUR. NAT.　*Aurum muriaticum natronatum*
　オーラム ミュア ナット（塩化金酸ナトリウム）(Aur-m-n.) 28
11 BARYTA CARB.　*Barium carbonicum*　バリユータ カーブ（炭酸バリウム）(Bar-c.) 31
12 BELLADONNA　*Aropa belladonna*　ベラドンナ（セイヨウハシリドコロ）(Bell.) 34
13 BRYONIA　*Bryonia alba*　ブライオニア（ホワイトブライオニー）(Bry.) 37
14 CALC. CARB.　*calcium carbonicum Hahnemanni*
　カルク カーブ（カキ殻のカルシウム）(Calc.) 40
15 CALC. PHOS.　*Calcium phosphoricum*　カルク フォス（リン酸カルシウム）(Calc-p.) 43
16 CANTHARIS　*cantharis vesicatoria*
　カンサリス（ヨーロッパミドリゲンセイ）(Canth.) 46
17 CARBO VEG.　*carbo vegetabilis*　カーボベジ（植物炭）(Carb-v.) 49
18 CARCINOSIN　*carcinosinum*　カシノシン（がん組織、ノゾース）(Carc.) 52
19 CAUSTICUM　*causticum Hahnemanni*　コースティカム（水酸化カリウム）(Caust.) 55
20 CHAMOMILLA　*chamomilla recutina*　カモミラ（カモミール）(Cham.) 58
21 CHELIDONIUM　*Chelidonium majus*　チェリドニューム（クサノオウ）(Chel.) 61
22 CONIUM　*Conium maculatum*　コナイアム（ドクニンジン）(Con.) 64
23 GELSEMIUM　*Gelsemium Sempervirens*
　ジェルセミューム（カロライナジャスミン）(Gels.) 67
24 HEPAR SULPH.　*Hepar sulphuris calcareum*　ヘパ ソーファ（硫化カルシウム）(Hep.) 70
25 HYOSCYAMUS　*Hyoscyamus niger*　ハイオサイマス（ヒヨス）(Hyos.) 73

26 IGNATIA　*Ignatia amara*　イグネシア（イグナチア豆）(Ign.) 76
27 KALI. CARB.　*Kalium carbonicum*　ケーライ カーブ（炭酸カリウム）(Kali-c.) 79
28 LACHESIS　*Lachesis muta*　ラカシス（ブッシュマスター）(Lach.) 82
29 LYCOPODIUM　*Lycopodium clavatum*　ライコポディアム（ヒカゲノカズラ）(Lyc.) 85
30 LYCOPUS　*Lycopus virginicus*　ライコポス（シロネ）(Lycps.) 88
31 MEDORRHINUM　*Medorrhinum*　メドライナム（淋菌ノゾーズ）(Med.) 91
32 MERC. SOL.　*Hydrargyrum metallicum*　マーキュリー ソル（水銀）(Merc-sol.) 94
33 MERC. CORR.　*Hydrargyrum bichloratum*
　　マーキュリー コー（塩化第二水銀）(Merc-c.) 97
34 NAT. MUR.　*Natum chloratum*　ネイチュ ミュア（塩化ナトリウム）(Nat-m.) 100
35 NAT. SULPH.　*Natrum sulphuricum*　ナット ソーファ（硫酸ナトリウム）(Nat-s.) 103
36 NUX VOMICA　*Strychnos nux-vomica*　ナックスボミカ（マチンシ）(Nux-v.) 106
37 OPIUM　*Papaver somniferum*　オピウム（ケシ）(Op.) 109
38 PHOSPHORIC AC.　*Acidum phosphoricum*　フォサック（リン酸）(Ph-ac.) 112
39 PHOSPHORUS　*Phosphorus*　フォスフォラス（リン）(Phos.) 115
40 PLATINA　*Platinum metallicum*　プラティナ（プラチナ）(Plat.) 118
41 PSORINUM　*Psorinum*　ソライナム（疥癬）(Psor.) 121
42 PULSATILLA　*Pulsatilla pratensis subsp. nigricans*
　　ポースティーラ（セイヨウオキナグサ）(Puls.) 124
43 RHUS TOX.　*Rhus toxicodendron*　ラストックス（ツタウルシ）(Rhus-t.) 127
44 SEPIA　*Sepia officinalis*　シイピア（コウイカの墨）(Sep.) 130
45 SILICA　*Silicea terra*　シリカ（二酸化ケイ素）(Sil.) 133
46 STAPHISAGRIA　*Delphinium staphisagria*
　　スタフィサグリア（ヒエンソウ）(Staph.) 136
47 STRAMONIUM　*Datura stramonium*
　　ストラモニューム（シロバナチョウセンアサガオ）(Stram.) 139
48 SULPHUR　*Sulphur*　ソーファー（硫黄）(Sulph.) 142
49 THUJA　*Thuja occidentalis*　スーヤ（ニオイヒバ）(Thuj.) 145
50 VERATRUM ALB.　*Veratrum album*　バレチューム（バイケイソウ）(Verat.) 148

はじめに

　私がホメオパシーに取り組み始めた頃、この複雑で抽象的にも思えてくるレメディ像を学んでいくうちに、それは紛らわしく、時にはもどかしくも感じられました。私は記憶上でことごとく、あるレメディの全般症状を別のレメディの基調と組み合わせて覚えており、本当のところはどうなのかよく調べ直したものでした。その状況が改善し始めたのが、私の患者たちにそれらの症状を認めた時でした。そしてそれを具体的な絵として思い浮かべることができた時、あのマテリアメディカが犬や猫においてもわかるようになったのです。私の頭の中に描かれた絵の数が増えていくと、それに比例して記憶力も上がっていきました。犬と猫のためのホメオパシーにおいて、レメディの特徴を絵で連想するというこの本の執筆のお話を頂いた時、喜んでお受けしました。

　レメディー像とイラストを組み合わせている本書は、マテリアメディカの個々の章を視覚的に学ぶということだけではなく、それに加えて、思わず笑ってしまうようなユニークな要素で記憶が定着し、忘れがたいものになるのです。

　ドリネンベルクさんのイラストについては、Human-Literature 誌ですでに知っていました。そして、彼女の"動物のイラストの数々"がまさに的を得て描かれていること、私が頭の中に描いていたイメージがこれだけのジョークを交えてイラストに変換されていることに感激しています。

　この本は、ホメオパシーに取り組みたい治療家仲間にとって参考にも刺激にもなるものだと思っています。このような療法に対して私が抱いている熱意が、仲間たちにも伝染していくことを願っています。

　ホメオパシーをすでに実践している治療家には、この本はレメディの症状を確認するのに役立つでしょう。

　これまでホメオパシーについて知らなかったという動物愛好家の皆さんにも、このイラストは、このような療法に少し近づくきっかけになるかもしれません。

ガブリエレ・プファイファー

※基調について

　各レメディの記述で最後の部分に記述されている「基調」とは、症状を変化（悪化・好転）させる原因となるものです。悪化の場合、どのような状況、状態、環境、時間帯、温度、精神状態などで症状がよりひどくなるか、あるいは引き起こされるかという要素のことです。悪化とは逆に、好転ではどのような要素で症状が軽くなるか、どうすれば症状が和らいで楽になるかということで、動物の行動は症状を好転させるためにとるものが多いです。

1 ACONTE　*Aconitum napellus*
アコナイト（ヨウシュトリカブト）Acon.

アコナイトの原料であるトリカブトは毒性植物に属し、アルカロイドのアコニチンは植物の中では最も毒性が強い。これを摂るとすぐさま死の不安に襲われ、虚脱、呼吸と循環の麻痺におちいる。その危険性のため古代では薬としては用いられなかった。

犬と猫のホメオパシーでは、主に冷気によって起こる甚急性の激しい症状や、死の恐怖、そして不安や驚きに続いて出た症状に使用する。

外見と行動
- アコナイトの患者は、落ち着きがなく極度に臆病である。光や音、においに非常に敏感で、近くで何かが急に動いても過敏に反応する。触れられることにも敏感で、診察時には防御的反応を示す。パニックに陥ると近づくものなら誰であろうと前触れなしに攻撃する。光に対して敏感なだけではなく、暗闇でも恐怖を抱く。このような場合、この恐怖が翌朝カーペットの上に盛られた便に見て取れる。
- 急性症状以外にも、不安や驚きから生じたものでアコナイトは慢性の病状や問題行動にも対応できる。雷を経験した犬が、パニックに陥ってリードから離れ、あわてて家に逃れた結果、翌日から外に出られなくなったような場合である。あるいは、事故にあった猫が、それ以来車の音に敏感になり清掃車などの音を聞くとそのたびに排便してしまうというような時にも合う。
- さらに、子犬がこれまでの囲いの中や自分の庭から初めて外に出た場合に、人ごみに連れ出されて広場恐怖症になってしまったり、初めてのエレベーターで閉所恐怖症になった時にもアコナイトに似た症状像がみられるならばこのレメディが合うだろう。
- 恐怖が症状の出るきっかけとなる場合もあれば、猛暑や嵐、隙間風や乾燥した冷気による冷えなどの後に調子を崩した場合にもよい。

心臓、循環、血管系
- 血管はいっぱいに膨らみ、脈は強くドクドク打つ。痩せた動物の場合、心尖拍動や頸動脈が強く打つのが見える。除脈もみられる。
- 患者は落ち着きがないので立ち上がろうとするが、めまいが酷くて水を飲みに行くこともできない。ただ横たわる姿勢を常に変えるだけである。
- 心臓の問題がある動物では、アコナイトの症状が悪化する時間帯（22-23時）に恐怖や落ち着きのなさで目が覚めるとき、このレメディをとれば落ち着きを取り戻しゆっくりと眠ることができるだろう。

- **注意：** 高熱が出ていてもアコナイトの典型症状である恐怖や落ち着きのなさが見られなければ、急性であってもその他のレメディ、たとえばブライオニア (p.37)、ラカシス (p.82) あるいはパイロジェン (pyrog.) を考える。

皮膚と粘膜
- あらゆる粘膜が赤くなっている。
- 赤くなった結膜炎で涙の分泌が少ない。たとえば、オープンカーで走った後など。
- 膀胱炎や、エアコンによって生じた乾燥した強い咳をともなう喉の炎症にも、同時に他の症状が合っている場合にはアコナイトが合っているだろう。
- 絶え間なく舌を動かして、口の粘膜が乾燥していることを示す。猫の場合、唾液が少ないので毛づくろいをしなくなる。
- アコナイトの段階にある高熱では、犬・猫ともに汗をかかないため肉球が乾燥している。

消化器官
- 隙間風によって突然起こり、心臓の動悸や恐怖をともなう疝痛がある。

基　調
- 悪化：恐怖、冷たい風、騒音、音楽、光、夜に。
- 好転：休息、外気で。
- アコナイトの症状は突然起こり、22-23時の間が多い。急性の症状が急速に進行し、40.5 - 41度の高熱をともなうことが多く、震えや大きな恐怖、体の無意識の動きがある。

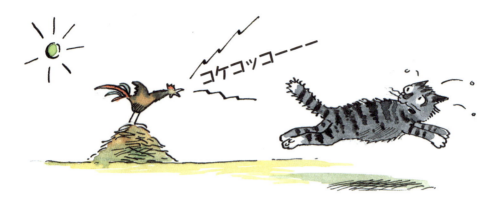

音や光、においに対しての極端に臆病。また敏感に反応する。

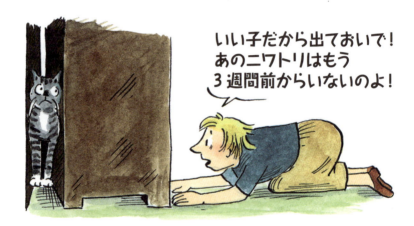

いい子だから出ておいで！
あのニワトリはもう
3週間前からいないのよ！

一度受けたショックと恐怖から長い間立ち直れない。

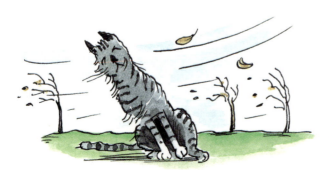

風と寒さにめっぽう弱く、
そこから調子を崩して病気になる。

1 アコナイト（ヨウシュトリカブト） Acon.

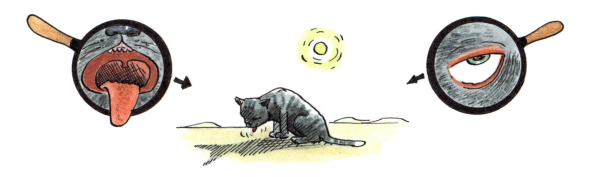

口は真っ赤で乾燥した粘膜、目はひどい結膜炎で涙が少なく、炎症を起こしている。

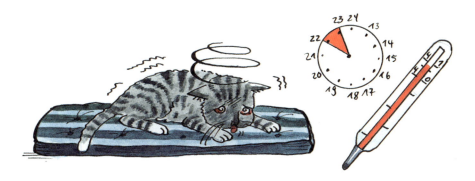

急に始まる高熱はめまいと震えをともなう。22-23時の間に多い。

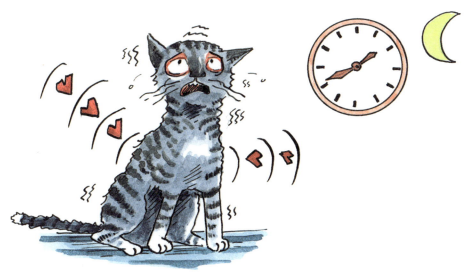

夜に起こる不安発作は強い動悸と脈打ちをともなう。

2 AGNUS CASTUS　*Vitex agnus-castus*
アグナス カスタス（西洋ニンジンボク）　Agn.

熟した西洋ニンジンボクの実を乾燥させたアグナス カスタスは、すでに古代ギリシャにおいて媚薬として使用されていた。今日の医学においては、アグナス カスタスに含まれるフラボノイドのドーパミン作動性とプロラクチン抑制作用が、月経不順や不妊の改善に使用される。獣医ホメオパシーにおいても、オス・メス両方の性行動に対し、また犬猫のメスの月経周期に対しても親和性があるため、このレメディが使用される。性行動を刺激することもできれば逆に抑えることもできるからである。

行動と生殖器
- アグナス カスタスを必要とする動物は、どちらかと言うと疲れて気が沈んだ印象がある。

オスについて
- 食欲を失い、エサを食べなくなる。
- 盛りのついたメス犬やメス猫をかぎつけると、昼夜問わず哀れそうに玄関の前に座り込み、外に出る機会をじっと待っている。
- よくあるケースは、ブリーディング用のあまり若くないオス犬やオス猫で、交尾する体力がなかったり、長いこと交尾していない場合である。彼らは無気力で冷たく、睾丸も同様にたるんでいて冷たい。
- どちらかと言うと萎え気味に見える性欲異常なオス犬やオス猫で、異様に多量の前立腺液を分泌しながら頻繁に勃起し、じっと哀れそうにしている場合には、このアグナス カスタスが合うだろう。

メスについて
- メスでは、どちらかと言うと若くはないがしっかりと自分を持ったタイプがこのアグナス カスタス像を呈してくることがある。つまり、脳下垂体の影響に応じて黄体化が増加しFSH（卵胞刺激ホルモン）分泌が減少する。
- メス犬やメス猫は月経不順や遺残黄体、あるいは卵巣嚢胞がある。
- 月経周期が長すぎる。飼い主も動物自身も気づかないほど発情が非常に弱い。あるいは無排卵。
- オスがこのような"発情しきってない"メスに近づくと、激しく噛みつかんばかりに追い払われる。

基　調
- 悪化：性的興奮、寒冷、湿気で。
- 好転：温かい毛布で。

2 アグナス カスタス（西洋ニンジンボク）Agn.

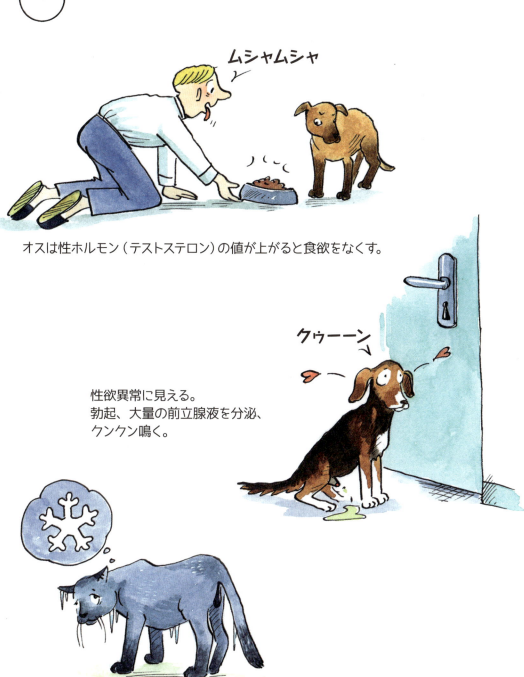

オスは性ホルモン（テストステロン）の値が上がると食欲をなくす。

性欲異常に見える。
勃起、大量の前立腺液を分泌、
クンクン鳴く。

老いて交尾する体力と気力がない。冷たくたるみきった睾丸。

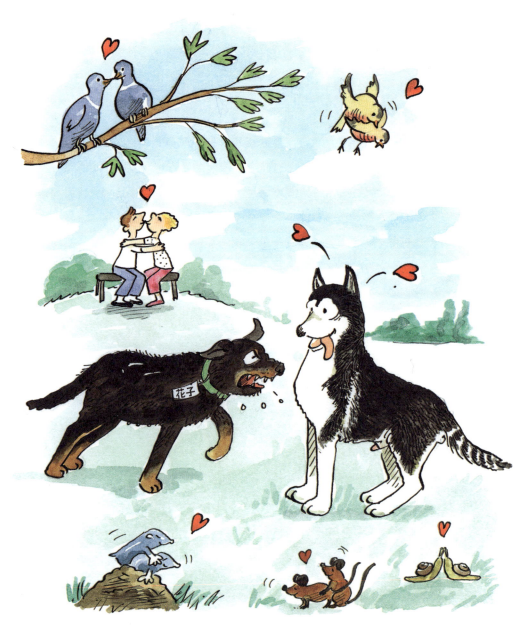

発情が非常に弱く、メスは盛りが付かない。オスが近づくと激しく追い払う。

3 ALOE *Aloe ferox Miller*
アロエ（ケープアロエ）Aloe

アロエはユリ科に属する植物で、多くの国の民間療法では妙薬として用いられてきた。フィトテラピー（本草学、植物療法）では、激しく作用する下剤として使用されてきた。ホメオパシーのレメディはアロエの汁から作られている。

肉厚の葉はちょっとした動きでも裂けやすく、少しの裂け目からでも琥珀色の汁が多量に出る。その汁は乾燥するとカサカサし、ひび割れる。これはアロエのレメディの動くことから体液を失うという特徴でもある。

病態生理学
- アロエの葉の断面を見ると液体が豊富にありよく詰まっているが、レメディの特徴としても特に門脈系に循環不良（p.124 ポースイティーラ Puls.）のある患者に合う。その部分に充血と鬱滞が起こり、骨盤臓器とくに結腸、大腸、膀胱がゆるむ。
- 犬や猫にこのような症状がみられるときにはこのレメディが合うだろう。

行　動
- アロエの患者は不精で怖がり、しかも神経過敏で不機嫌である。
- 犬の訓練の場合、間違いを正されると脅したり噛みついたりする。猫は何か気に入らないことがあると素早い勢いでたたく。診察台でもそう簡単には診させてくれず、特に膨らんだ上腹を診察する時には抵抗が激しい。
- 犬も猫も、静かな部屋の隅など自分のお決まりの場所に引き込むのが何より好きで、動こうとしない。

頭　部
- 腹部が鬱滞しているのに対し、頭部粘膜は循環がよい。口唇や鼻鏡は病気が進むにしたがってすぐに荒れてくる。朝に鼻血が出ることも。
- 目は半開きか閉じていることが多い。（p.67 ジェルセミューム Gels.：眼瞼下垂のレメディ）

消化器官
- 腹部は膨張しゴロゴロ、グルグル鳴る。（ビスマス Bism., p.49 カルカーブ Carb-v., p.85 ライコポディアム Lyc.：ギュルギュル鳴る）
- 特に朝、突然激しく痛みを伴った便意切迫が起こる。（p.106 ナックスボミカ Nux-v., p.37 ブライオニア Bry.）
- エサを食べたり水を飲んだりするたびに腸の動きが活発になり、痛みをともなう下痢を引き起こす。その場合、外に出たり猫トイレに行ったりするその動作によって便意が余計に切迫するため、多くの場合間に合わない。そうして彼らが走って行った後に、点々とその痕跡が残る。
- 下痢は飛び散り、ガスと一緒に出ることが多い。（p.49 カーボベジ Carb-v., Ferr., p.85 ライコポディアム Lyc., p.103 ナットソーファー Nat-s.）透明がかっており、ゼリー状、あるいはうす黄色で悪臭がする。これは便秘へと移ることもあり、同じくらいに苦しい。こうなると、括約筋の弱さにより便の塊がガスとともに無意識に出ることもある。（p.34 ベラドンナ Bell.）
- 肛門は傷つき、痛みがあり、すぐに出血する。（p.94 マーキュリーソル Merc.）
- ブドウの実のような非常に痒い痔も、アロエのレメディの症状である。寝床にいても落ち着かず、冷湿布以外の手当てに耐えられない。そして肛門をなめようとする。これはほとんどの場合中年の動物であるから、うまくいくはずもなく、"代わりの場所"を求める。これは一見、肛門嚢の詰まりが原因のようにも見えるがそうではない。

泌尿器官
- 同様に、排尿も無意識に起こることがあるので、去勢したメス猫の場合には鑑別診断の見地からアロエのレメディも考慮に入れる必要がある。
- 排尿と同時に排便が起こることも多い。

運動器
- 門脈系で血液が鬱滞することから、アロエの患者は血行が悪く肉球も冷たい。
- 歩き方は引きずるように重々しい。

基　調
- 悪化：暑さ、朝、食後、水を飲んだ後、夏の暑さ、赤痢で。
- 好転：寒冷、冷たい外気、冷水をあてる、排便、ガスの排出で。

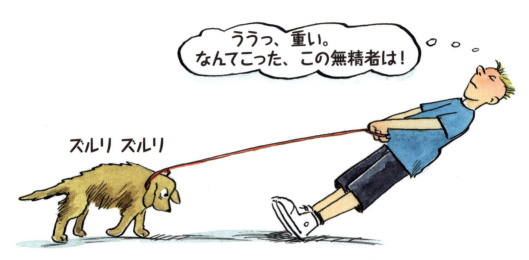

不精、引きずるような歩き方。ただ、何か気に入らないことがあると…

突然かみつく。

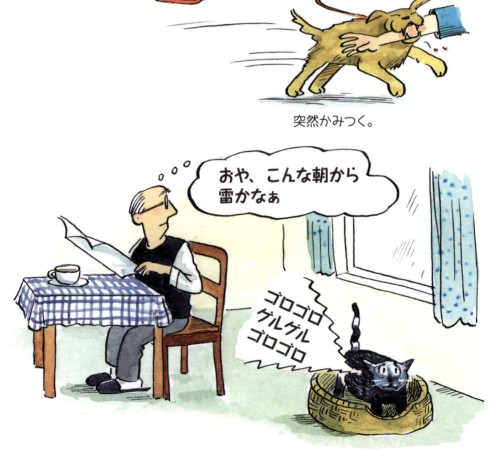

腹部の膨張により、ゴロゴロ、グルグル鳴る。

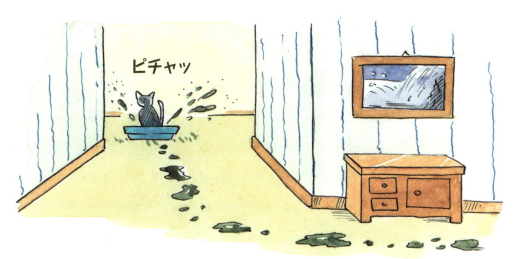

便意が切迫するためトイレに間に合わない。飛び散る悪臭のする下痢。便秘へと移ることもある。

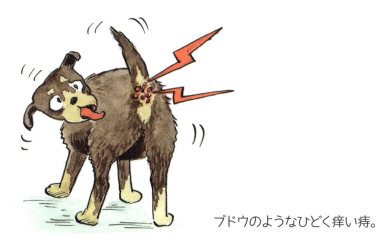

ブドウのようなひどく痒い痔。

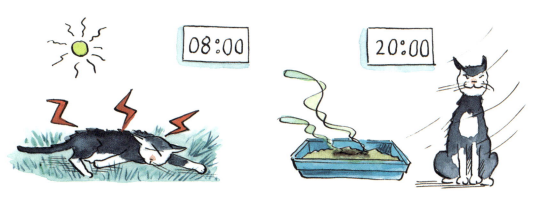

暑さと朝に悪化する。排便と冷たい外気で好転。

4 ANTIMONIUM CRUD. *Stibium sulphuratum nigrum*
アンチモン クルーダム（硫化アンチモン）Ant-c.

硫化アンチモンは、半金属アンチモンの原子2個と硫黄原子3個とが結びついたもの（Sb_2S_3）であり、自然の鉱物であるアンチモン、あるいは灰色アンチモン（輝安鉱）から得られる。

毒 性
- 非常に毒性が強く（ヒ素に匹敵する）、特に消化器官や呼吸器官の粘膜、皮膚、神経、循環に作用する。
- 犬や猫では、行動、消化器、皮膚に症状が出る。

行 動
- 非常に神経過敏、不機嫌、無愛想で、けんかっ早く、陰険で、食い意地が張っている。
- 触られたり見られたりすると激しく攻撃する。散歩の途中で、何の害もない歩行者が向ってくるだけでも挑発されることがよくある。
- 一匹狼。ただ1人の愛着を持てる人だけが、毛並みを整えたり、散歩に連れて行ったり、なでることができる。その他の人は、無視されるか激しく追い払われる。
- 非常に臆病なので、それがけんかっ早さとして表面に出る。診察台でも同様。

心臓、循環
- 血圧の低下は腹部の血管に血液が鬱滞するために起こる。
- 心臓の機能が低下し、倒れる。
- 血球検査では、白血球減少症や好酸球増加症が見られる。

消化器官
- 胃腸のアトニー（弾力が低下し、ぜんどう運動が不活発になった状態）。関連する臓器の血流が悪いため、消化は反比例する形で速くなり、また食べる量が増える。
- 胃炎は吐き気と食欲不振をともなう。ついさっき大食いしたエサを嘔吐する。
- 放屁と下痢をともなう鼓腸が原因で、上腹部は膨張し圧迫に対して敏感。下痢から便秘に変わる。大腸粘膜の炎症は潰瘍になることもある。
- 普通の便と同時に粘液便の下痢も起こる。あるいは、下痢と普通便が交互に起こる。
- 暴食のため肝臓に負担がかかり、肝臓の腫れが触って分かるほどになる。
- 犬、あるいは猫らしくないほど酸っぱいものを欲しがるが、それらを食べると嘔吐したり下痢をする。

呼吸器官
- チアノーゼ、呼吸困難、なかなか切れない粘っこい痰が大量にでる。

皮膚、粘膜
- 消化がうまくいかないため、発生した毒や代謝物が一部皮膚から排出される。（p.142 ソーファ Sulph., p.85 ライコポディアム Lyc.）
- 皮膚には亀裂ができ、痒みと湿り気のある皮疹や痛みのある胼胝と亀裂がある。特に、口や目の皮膚と粘膜の境目に。はちみつのような分泌物があることも。（グラファイト Graph.）
- 肉球に痛みのある角化症がある。肥厚、変形して伸びた、割れやすい爪も典型的症状で爪が割れると伸びるのが遅い。
- 見かけより老けて見える（早い白髪化）。
- 厚い白い舌苔（石灰化したように）。慢性になるとアフタ（口内炎のような白い粘膜におおわれた潰瘍）に覆われた口粘膜。

運動器
- 関節の痛みに。特に、四肢の先。
- 関節の痛みと消化の問題が交互に現れ、動作、湿気、寒冷で悪化する。

原 因
- 暑さ、熱中症、突然光にさらされること、失恋、冷水浴、胃の充満（過食によるもの）。

基 調
- 悪化：エサを食べた後、嘔吐、酸っぱいものや冷たすぎるエサを食べた後、暖かさ、極端な気温、日光、冷水、朝と晩、慰めから、見られること、触られること、驚きから。
- 好転：休息、横たわること、外気、湿った暖かさ。

> 代謝に合うレメディ。皮膚や胃腸の症状では、行動と厚く白い舌苔もこのレメディ像と合致しているかを見る必要がある。合っていれば徐々に治癒へと向かうが、部分的に一時的な緩和として改善しているだけの場合には、さらにシミリマム（最類似のレメディ）を探す必要がある。

4 アンチモン クルーダム（硫化アンチモン） Ant-c.

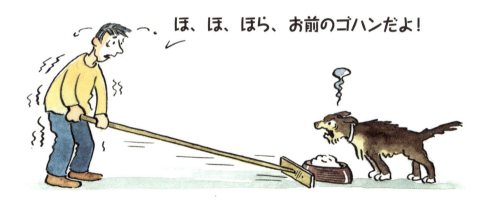

ほ、ほ、ほら、お前のゴハンだよ！

不機嫌で怒りっぽい。いじわるで大食漢。

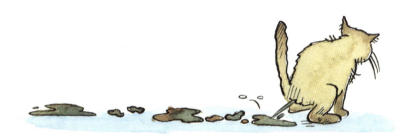

硬い便と下痢が交互する。

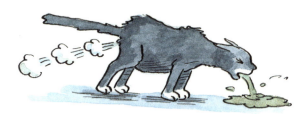

食後の嘔吐と放屁。

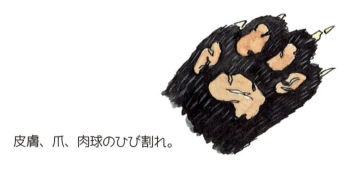

皮膚、爪、肉球のひび割れ。

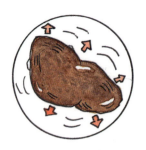

肝臓の腫れ。

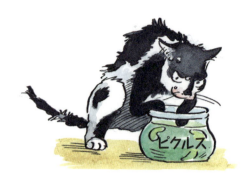

酸っぱいものを欲しがるが
それによって悪化する。

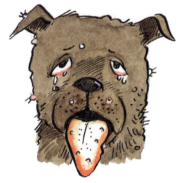

白っぽい舌苔、分泌物、亀裂。

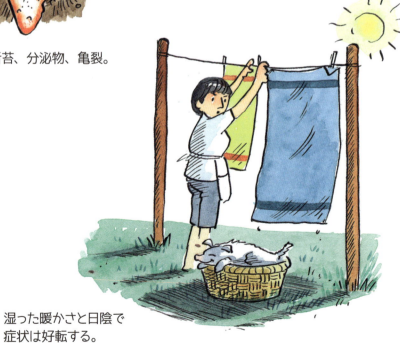

湿った暖かさと日陰で
症状は好転する。

5 APIS *Apis mellifica*
エイピス（ミツバチ）Apis

エイピスはミツバチの毒で、髄膜、皮膚、心臓、目、咽頭部、腎臓、卵巣に作用する。ヘビ毒と同じように、ホスホリパーゼ A とヒアルロン酸を含んでおり、細胞膜や毛細血管膜に強い炎症作用をもたらす。粘膜ではカンサリス（p.46 Canth.）に似た作用を示し、充血や漿液の流出をともなって刺激を感じる。あらゆる体液の貯留に作用し、これがエイピスのレメディ像をなす。

毒 性
- 炎症の徴候としては、赤み、痛み、熱をもつ、機能障害がある。エイピスのレメディ像はちょうどハチに刺された時の反応のように相反した特徴を持っている。つまり、刺されてから赤く腫れて激しい痛みをともなう急性の症状（"赤く熱い"段階）の後に、反作用として冷たく青白い浮腫みが現れる。
- 犬や猫に使用できる。

行 動
- ぐったりし無気力ではあるが落ち着きがなく、涼しく横たわることのできる場所を探す。
- 飼い主がほかに愛情を向ける対象にいちいち嫉妬する。
- 痛みのため、触られることにひどく抵抗する。"寒い"段階では悪寒、倦怠感、虚弱がみられ、倒れるほど。
- エサを拒み、急性の熱のある状態でも水分をあまりとらない。
- メスでは、ナーバスさ、怒りっぽさ、落ち着きのなさが見られ、あらゆる同性の相手に嫉妬する。盛りのついたメス犬は、わざわざ支配的な態度で示さずとも発情していないメスより優位に立っているので、普段とは違う常軌を逸した攻撃的な態度で、場合によっては群れ全体を混乱に陥れる。メス猫は、メスの動物がそばにいるのに耐えられない。

頭 部
- 昏迷をともなう熱中症の臨床像。甲高い叫び声（p.34 ベラドンナ Bell.）、触られることに敏感。
- 瞼の明るい赤みと結膜炎。瞼の浮腫があり、光が苦手。
- 喉の炎症では咽頭と口蓋垂（のどひこ）が明るい赤みを帯びて光っている。口蓋垂の浮腫。炎症の症状を呈しているが喉は渇かない。

消化器官
- 腹水、腹膜炎は上腹部に痛みがあり不随意の下痢をともなう。この症状は特に動きで悪化する。

皮 膚
- 虫刺されに対してアレルギー反応を起こし、刺された部分はブヨブヨと腫れて痛みがある。
- 決まった場所に症状が出る（ホットスポットの形成）傾向。
- エイピスは、皮膚症状と一般症状とがレメディ像に合致する場合、ブドウ球菌アレルギーや毛包虫症に合うことがある。

泌尿器官と生殖器官
- 強い痛みをともなう膀胱や腎臓の病気では、触診で激しく抵抗する。
- 尿沈殿物に、腎臓上皮細胞、尿円柱、白血球が含まれる。
- 排尿量が少ないので何度も繰り返す（p.46 カンサリス Canth.）。
- 猫の多発性腎嚢胞では、このレメディを取ることで部分的な嚢胞の排液が一気に起こり、痛みが戻ることがある。
- メスではエストロゲン（卵胞ホルモンまたは女性ホルモン）過剰分泌の調節に。
- エストロゲンの過剰生産をともなう卵巣嚢胞（特に右側）の治療に使用される。無発情期が非常に短く、メス犬は1年に3-4回発情する。盛りのついた期間が長い。エストロゲンの生産が増加することにより、外陰部は浮腫みが強くピンク色に輝く。ただれを生じさせる漿液の分泌がある。この時、メス犬は性欲亢進となり発情期の初期からすでにあらゆるオス犬に対し発情するが、まったく交尾させないことも多い。
- 温かさと触られることをいやがり、特に卵巣あたりの腹部は触診で圧痛を感じる。

運動器
- ひょう疽は冷たい湿布で好転し、充血作用のある軟膏を塗ると悪化する。
- 冷湿布で好転し喉の渇きがないなら、急性の熱く痛みをともなう腫れた関節炎や、触られることに敏感な腱鞘炎にも合う。

基 調
- 悪化：温暖、触られること、午後に、右側。
- 好転：寒冷、湿布、戸外で、冷たい風で。

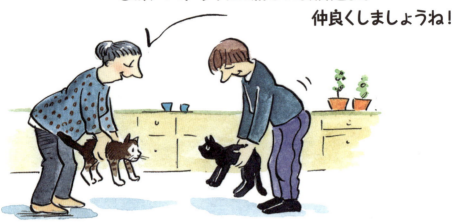

明らかに態度が支配的。

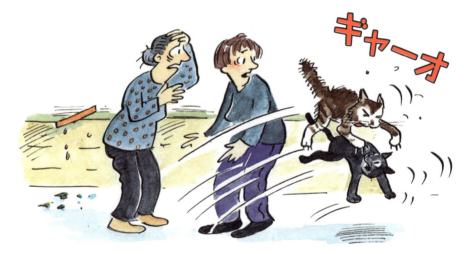

メス猫は同じメスを受け入れない。

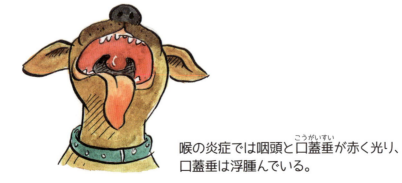

喉の炎症では咽頭と口蓋垂（こうがいすい）が赤く光り、口蓋垂は浮腫んでいる。

5 エイピス（ミツバチ）Apis

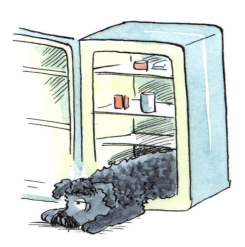

涼しいところを探して横たわる。

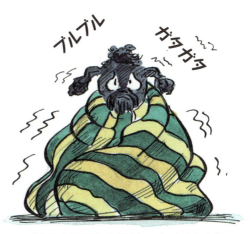

冷えの段階では倒れてしまうほど悪寒でゾクゾクする。

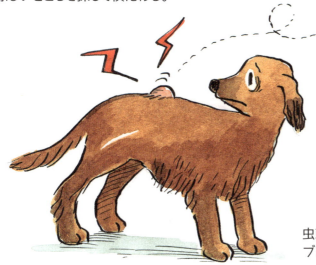

虫刺されにアレルギーがある。ブヨブヨした腫れが特徴。

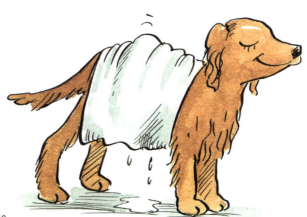

冷たい湿布、戸外、冷たい風で症状が軽くなる。

6 ARGENTUM NIT. *Argentum nitricum*
アージニット（硝酸銀）Arg-n.

硝酸銀は古代より硝酸銀棒としてイボやできものを取り除くのに使用され、粘膜の炎症や潰瘍の収れん剤として用いられた。ホメオパシーでは、アージニットは中枢神経へ作用する。外部からの感覚的な刺激、たとえば光や音、においや動きに対する敏感さが、犬や猫の目の粘膜や胃腸あるいは膀胱に激しく作用する場合に使用される。

外見と行動
- 典型的なアージニットの患者は線が細くスリムで毛も細い (p.115 フォスフォラス Phos.)。
- 精神的あるいは身体的な負担（たとえば新しい未知の状況）で予期不安になる。落ち着きのなさ、震え、筋肉のけいれんや鼓腸と下痢をともなう消化器官のけいれんがある。ジェルセミューム (p.67 Gels.) と比較すると、ジェルセミュームの方は後になって震えと下痢が来るという点で異なる。
- ナーバスでせっかちな動き (p.94 マーキュリーソル Merc., p.13 エイピス Apis, アイオダム Iod., p.82 ラカシス Lach.)、あらゆる外部からの刺激による恐怖とキャリーケースやエレベーターなどでの閉所恐怖症 (p.85 ライコポディアム Lyc., p.124 ポースティーラ Puls., p.139 ストラモニューム Stram.)。
- 高所恐怖症のため、階段や橋はもちろん診察台に上ることもままならない。
- 自意識の低さから別れに対して恐怖があり(p.115 フォスフォラス Phos., p.22 アーセニカム Ars., p.73 ハイオサイマス Hyos., p.85 ライコポディアム Lyc., p.139 ストラモニューム Stram.)、これは消化器官を通して表現される。
- わずかな音やにおいにも過敏に反応し、それが不安げな行動として現れる。
- 集中できないために身につけた習慣もすぐに忘れてしまう。それに対して不快な出来事はネイチュミュア (p.100 Nat-m.) のようにいつまでも影響を及ぼす。たとえば、一度何かでひどく驚いたことのある道を、その後何週間も通りたがらないなど。
- 冷えているが涼気を必要とし、暖かさは苦手。
- 実際より年老いた印象のやつれたような外見。(p.22 アーセニカム Ars., p.85 ライコポディアム Lyc.)

感覚器官
- 瞼に赤味と浮腫みがあり、結膜炎は多量の黄色から緑の刺激のない分泌物をともなう。角膜炎と角膜の潰瘍がある。角膜の損傷がない場合でも、光が苦手。硝酸銀は生まれたばかりの動物の眼炎や結膜濾胞症あるいは眼瞼外反（アージニット Arg-n. とアージメット Arg-m. 鑑別診断：ニタック Nit-ac. は内反）によい。
- 眼瞼のふちや外側の皮膚にできたイボに合う。

消化器官
- 胃腸の症状に対しては、根本体質と原因（ストレス、心身への負担、恐怖、とくに新しい未知の環境への不安）が合っている必要がある。
- 犬や猫の"ナーバスな胃"。つまり、あわてて食べたり、食べることに集中できず空気を一緒に飲み込んでしまう。そして膨満感とともに大量のげっぷが出る。食後すぐに嘔吐し（鑑別診断：p.106 ナックスボミカ Nux-v. 2時間後に嘔吐）、水分は体内に長くとどまることなく排泄される。
- 目立った症状では、甘いものへの欲求が止まらない（マグカーブ Mag-c., マグミュア Mag-m., p.85 ライコポディアム Lyc.）。ただ、これを食べると合わないために下痢をする。

> ✏ **注意：** 合わないエサ（例えば甘いもの）を与えると、外耳炎（特に左側）あるいはじんま疹になったりする。この場合は、高ポーテンシーのアージニット (Arg-n.) ですぐに消える。

- Dorsci 博士によると、胃の症状においてアージニットはイグネシア (p.76 Ign.) とナックスモシャータ (Nux-m.) の間に位置し、"イグネシアは興奮すると胃にくるがアージニットはパンツ（下痢）に出る"そうだ。
- 便は粘性のある水様便、あるいは泡立っているかポロポロしており、鼓腸をともなって排便される。食欲はこれによって変わることはない（グラファイト Graph., Iod.）。カルクフォス (p.43 Calc-p.) に似ているが、カルクフォスは燻製のものを欲しがるという点で異なる。

泌尿器
- 排尿したのが分からず失禁する。あるいは排尿痛もみられる。
- 頻尿をともなう膀胱炎（多くは真夜中）。肉眼では尿に変化はないか、あるいは血液や粘液が混じっている。

原　因
- 興奮、ストレス、精神的および身体的な負担。

基　調
- 悪化：温暖、食後に、暖かい飲食物、狭い部屋、橋、高所。
- 好転：左側を下にして横たわる、涼気、冷たい水。

6 アージニット（硝酸銀）Arg-n.

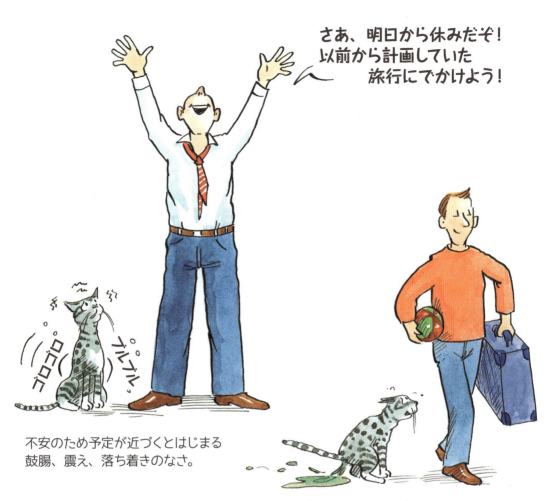

不安のため予定が近づくとはじまる
鼓腸、震え、落ち着きのなさ。

興奮やストレスが下痢に現れる。

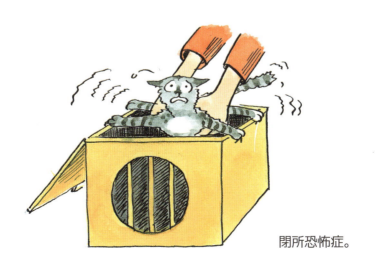

閉所恐怖症。

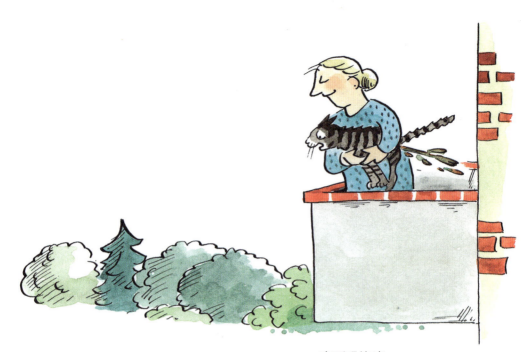

高所恐怖症。

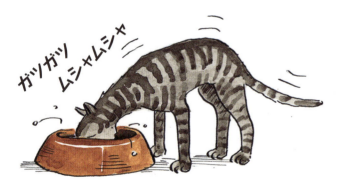

せかせかして食べることに集中できず…

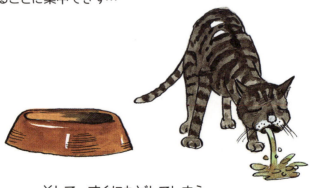

そして、すぐにもどしてしまう。

7 ARNICA *Arnica montana*
アーニカ（ウサギギク） Arn.

アーニカ（ウサギギク）はキク科の草で、アルプスに自生し絶滅危惧種の植物に属している。

毒 性
- アーニカの花に含まれる精油成分であるフラボノイドとセスキテルペンラクトンには、殺菌作用と抗炎症作用がある。薄められていない状態では毒性があり、経口摂取では心臓を悪くする。局部的な使用ではアレルギーを起こし、小水疱をともなう接触皮膚炎の原因となる。
- ホメオパシーとしてのアーニカは、犬や猫の怪我にもっともよく使用されるレメディで、非常な痛みを軽くしたり、ショック症状やそれからくる症状を防ぐ作用がある。

行 動
- アーニカを必要とする患者は、損傷（トラウマ）による痛みがある。そして興奮し、触れられることにとても敏感である。なので診察したり触ったりしようとすると、予防的に噛みついたりたたいたりする。酷い痛みがいたるところにあるようで、損傷の場所がどこなのかを探し当てることが難しい。
- 暗がりにもぐり込み、呼んでも出てこない。一旦横たわるとそこから離れないので無関心なように見えるが実は落ち着きがない。痛みのために常に向きを変える（ルータ Ruta）。
- 心身のトラウマは長く後を引くこともあり、パニック発作のために睡眠中に起きることもある。あるいは、何年たっても怪我した部分に触られると敏感に反応する。

頭 部
- 頭部は熱いが体はどちらかと言うと冷たい。(p.34 ベラドンナ Bell.)
- めまいと意識の混濁をともなう脳しんとうや、事故後の鼻血あるいは耳からの出血では、アーニカで自然に治癒することもある。
- 眼の怪我によるいわゆる"パンダ眼"や、内部の損傷による網膜や結膜の出血にも、痛みの症状が合っていればアーニカで治療できる（鑑別診断：アーニカは寒さに敏感。リーダム (Led.) は冷たい湿布で好転する）。

心臓、循環
- 職業犬が強制的な訓練によって不整脈になった場合、アーニカが必要であろう。過度の訓練で疲れ果てた犬は、衰弱して苦しそうに歩く。

消化器官
- アーニカの患者は日中は食欲がなく、夕方から夜にかけて非常にお腹がすく。
- 唾液分泌をともなう嘔吐や悪臭のする下痢がある。下痢は不随意に出る。
- 怪我や急性の痛みの後の便秘ではアーニカが合っている可能性があるが、この場合、アーニカのレメディ像に似ていることが必要。

運動器
- あらゆる関節の痛みでは、わずかに触れただけでも敏感に反応する。
- 猟犬が狩りの後に、熱をもった体を冷やそうと冷たい水に飛び込んだはいいが、その後、椎間板ヘルニアの症状が現れることがある。痛みをともなう背中の筋肉の緊張があり、触られることに対して敏感なとき、アーニカのレメディを必要としているかもしれない (p.106 ナックスボミカ Nux-v.)。その場合、後ろ足がたるんで麻痺を示すこともある。

基 調
- 悪化：寒さ、触られること、動作で、真夜中に。
- 好転：軽い動作、たとえば体の向きを変えるなど。休息、伸びをして横たわること。

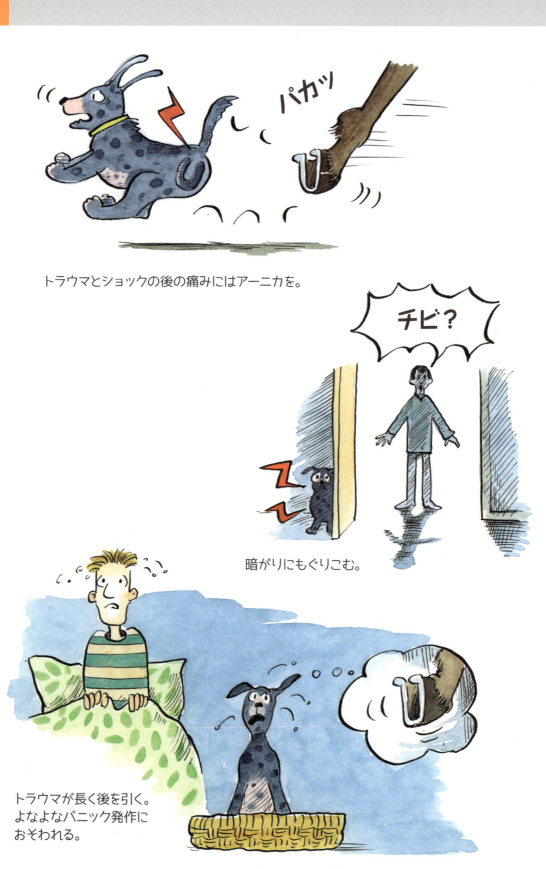

トラウマとショックの後の痛みにはアーニカを。

暗がりにもぐりこむ。

トラウマが長く後を引く。
よなよなパニック発作に
おそわれる。

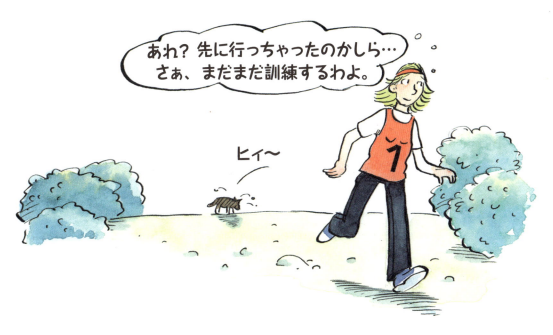

訓練のやりすぎでヘトヘトになった犬。

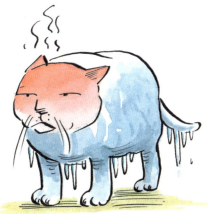

頭は熱く体は冷たい。

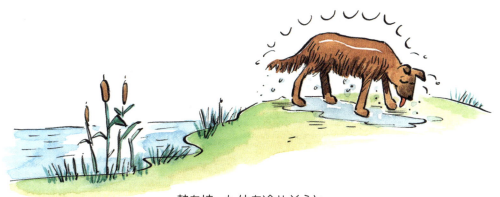

熱を持った体を冷やそうと、
冷たい水に飛び込んだはいいが、ヘルニアの症状が現れる。

8 ARSEN. ALB. *Acidum arsenicosum*
アーセニカム（ヒ素）Ars.

アーセニカム・アルバム（As_2O_3）は、ヒ素と酸素が科学的に結合したもので、白っぽい無臭の粉末である。これを燃やすとニンニクに似た臭いがする。レメディを作る際には最初の3回は希釈と摩砕でポーテンタイズ（レメディのエネルギーを強めること）され、その後は希釈振盪で行われる。

毒　性
- ヒ素は強い毒性を持つ物質で、毛細血管に損傷を与えることで水腫や血管拡張を引き起こす。摂取より数時間たつと嘔吐し、場合によっては血液を含んだ粘液を吐いたり、激しい下痢（米のとぎ汁様あるいは血の混じった便）をともなう腹部のけいれんや非常な喉の渇きが起こる。それにより、急速に脱水状態となり粘膜はチアノーゼの色を呈し四肢の先端は非常に冷たくなる。筋肉のけいれんが起こり倒れる。
- 慢性的な経過をたどる場合、これよりも緩やかに進行しそれほど劇的ではない。皮膚は乾燥し、うろこ状になる。加えて、脱毛が起こったり歯が抜けたりする。血管運動の障害から浮腫みや壊疽が起こる。皮膚では色素過剰（沈着）や角化症が見られ、色は蒼白から黄疸様までと幅がある。
- ヒ素は発がん性があり、皮膚や胃、肺あるいは肝臓に腫瘍を作ることがある。

行　動
- 独立心が強く、片意地。しつけるのに一貫性を必要とする。
- こだわり屋（細かいことに）。エサやおもちゃの位置は常に同じでなければならない。別の場所に置こうものなら、食べないし遊ばない。
- 一匹狼。家族のなかでは「後継ぎ」的存在で大事にされたい（p.85 ライコポディアム Lyc.）。傲慢で嫉妬深い（特に猫）。
- 非常な不安。あらゆる音や急激に入って来る光に対し、一番近い隠れ場所にもぐり込もうとする（p.34 ベラドンナ Bell.）
- 常に緊張している（p.106 ナックスボミカ Nux-v.）。落ち着きがなく（p.1 アコナイト Acon., p.127 ラストックス Rhus-t.)、寝床から別の寝床へと移動する。
- 暗闇への恐怖（p.139 フォスフォラス Stram.) がある。
- 犬は別れることに不安を抱き（p.115 フォスフォラス Phos.）、失禁（尿や便）する。この場合、フォスフォラス（p.115 Phos.）やポースティーラ（p.124 Puls.）のような破壊したがる傾向はない。
- 常に毛並みを整えたり、十分すぎるお手入れを必要とする傾向がある。

頭　部
- 落ちくぼんだ目。結膜は炎症があっても青白く、光に対し非常に敏感。
- 粘膜が乾燥しており、鼻水は水っぽく、ヒリヒリと皮膚に刺激がある。鼻鏡はかさぶたのように固まって痛みがある。

呼吸器官
- 呼吸が浅く、慢性の鼻炎や副鼻腔炎がある。乾いた強い咳は飲むことで悪化する。

消化器官
- 喉の渇きは大きいが、水を飲むときはチビチビ少量ずつ。冷たい水を欲しがるが、体が受け付けないので飲むとすぐに吐いてしまう。（鑑別診断：p.115 フォスフォラス Phos. 胃の中で温まると嘔吐）。
- 急性の激しい痛みをともなう胃腸炎では、症状が急速に進行するため衰弱と虚弱が起こる。どんなエサでもすぐに嘔吐し、最後には血の混じった白い泡を吐く。この激しい症状像は、その激しさという点で、汎白血球減少症やパルボウイルス感染症、腐ったエサによる食中毒の症状のようである。
- 腐ったような臭いの口臭がある。
- 腐ったような臭いのヒリヒリ刺激のある下痢。肛門周辺は赤く擦りむいたよう（p.94 マーキュリーソル Merc.）。
- 膨張した腹部、肝臓と脾臓の肥大がある。
- 排便後でも便意がある。

皮　膚
- 病状の進行過程で皮膚は冷たく青白くなり、強い痒み、多様な発疹がある。
- 皮膚の変容にも関わらず、よく手入れされているように見え、毛並みはそろってつやがある。
- 細かい白いフケが発生し、毛の抜けた場所がある。皮膚の傷は治りが悪くその部分は腐った臭いがする。
- 早い白髪化により実際より老けて見える（p.85 ライコポディアム Lyc.）。

泌尿器官
- 中毒による腎炎、ネフローゼ、腎盂腎炎。
- 尿中にタンパク、上皮細胞、尿円柱、赤血球がみられる。

基　調
- 悪化：真夜中過ぎ（特に0時から3時の間）、湿気、寒冷、圧迫、エサを食べた後、冷たい水を飲むことで。
- 好転：局所的に温めること、チビチビ飲むことから。

8 アーセニカム（ヒ素）Ars.

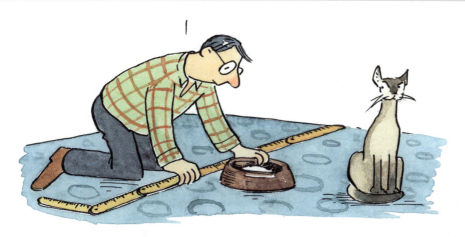

非常に几帳面。すべてのものに定位置がある。

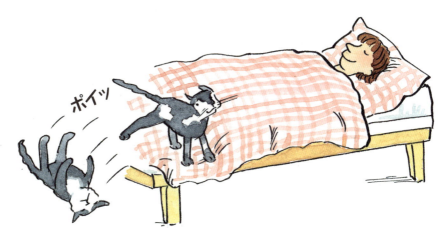

嫉妬深くて、一人でいたい、自分以外の動物を追い払う。

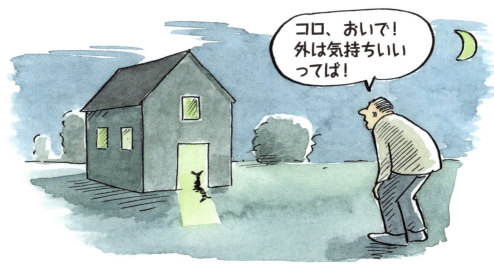

暗がりへの恐怖。

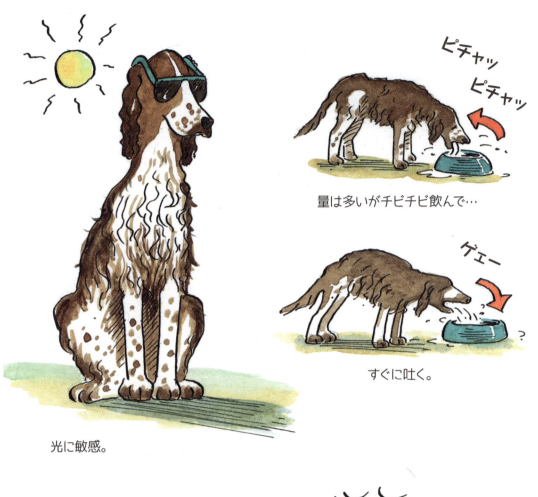

ピチャッ
ピチャッ

量は多いがチビチビ飲んで…

ゲェー

すぐに吐く。

光に敏感。

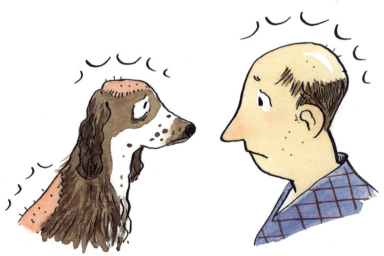

皮膚が敏感で…ハゲがある。

9 AURUM MET.   *Aurum metallicum*
オーラム（金）Aur.

金はこれまで常に特別なものとみなされてきた。輝き、価値、永続性を象徴する一方で、破壊や破壊性、権力といった別の面も持ち合わせている。金を採取するには大変な労力を要し、体力やときには命までも奪ってしまうこともあった。

微量の金が脳や大動脈に存在するが、それらが生理学的にどのような役割を担っているかは未だ明確に説明されていない。ゴールドセラピーは今日まで自己免疫疾患に対して用いられてきているが、早くから血管の疾患や高血圧症、動脈硬化にも使用されていた。パラケルススも梅毒やレプラ（ハンセン病）の治療にこれを用いていた。

犬や猫に対しては、特に行動の問題や関節の問題、そして心臓循環系の疾患に対して使用される。

> **注意：**オーラムのエッセンス（本質）は、この特徴ある金属の性質になぞらえて覚えるとよいだろう。つまり、反応が硬く、溶けにくいのでポーテンタイズ（レメディのエネルギーを強めること）の際には 8X ではじめて液体フォームとなる。

外見と行動
- 横柄、高慢、権力、仕事モード、常に認められたい、賞賛への執着。
- オーラムの犬は体格がよく、自意識が強い。自発的に行動することが少なく、あるいはリラックスすることがあまりない。義務感にあふれ、任務を正確に果たし、飼い主の気にいるようにふるまいたい。自分が満足を得てバランスのとれた状態にいられるよう、常に必要とされることが重要で、業績を示さねばならない。よい例が、家畜の番犬である。
- ファミリー犬であっても、リーダー的存在になるのが好きで従属的にはならず、頑固でもある。もう1匹の犬がいるなど、とんでもなく耐え難いことである。
- このタイプの犬は熱狂しやすいあまり、自分ばかりか、飼い主の心臓や循環系にも負担をかける。
- 激怒やいら立ちをもはや自制できないとき、激しい感情の排出をともなう。これはストラモニューム (p.139 Stram.) に似ている。ほかの犬と噛みつきあいになった場合、自分の方が従ったとしても、相手に深い傷を負わせる。
- ネイチュミュア (p.100 Nat-m.) のように執念深く覚えている。
- 権力欲が強く、通常の群れでの行動に見られるよりもはるかに度を越している。破壊傾向は常に潜在的にあり、きっかけがあればすぐに呼び起される。
- 自分の無力さや弱さを見せる代わりに、頑固さや攻撃的な態度、破壊やうつとして表現する。同様に、このような態度は批判や叱責、あるいは褒められないことから (p.100 ネイチュミュア Nat-m.) も現れる。
- オーラムのこの段階、つまり、赤い、熱い、湿った、拒否、憂鬱、破壊的と (Dorsci によって) 描写される段階に患者がいる時は、そこにうつ的な要素を見て取るのは難しい。
- 根本体質としてのオーラムは、若いうちや壮年の患者にはほとんど見られない。
- 中年のころになって慢性の骨や関節の痛みをともなう症状、あるいは心臓の問題を抱える患者には、オーラムのレメディ像がよく見られる。
  - 硬化症、腺の硬化、繊維化した心臓弁膜、心肥大、高血圧の傾向。
  - 熱に耐えられず、少しのことであえいだりうつの度合いが増したり、同様に骨や関節の問題も悪化する。
  - 変化に対してフレキシブルに対応する能力に欠ける。日々の日程は正確にこなさなくてはならず、見知らぬ客は受け入れず、散歩のコースもいつも同じでなければならない。でなければこれを拒む。
  - オーラムタイプの力のない内向的な犬には、オーラムのレメディによって生活の質を向上させることができる。外見的にも"かっこよく"なり、毛並みのつやもでて、亀裂や炎症のある角化した寝ダコも治るであろう。よく動くようになれば肥満も改善する。
- 痛みの症状が改善するだけではなく、それによって行動にも変化が現れる。典型的には高ポーテンシー（希釈と振盪の度合いが高いレメディのこと）を使用して、ゆっくりと次第に改善がみられるパターンである。一晩で一足飛びに、というわけにはいかない。

運動器
- 頸椎や腰椎付近の緊張。

その他
- 硬化症や腺の硬化の傾向。

基　調
- 悪化：寒冷、侮辱、夜に。
- 好転：温暖、外気、朝、夏に。

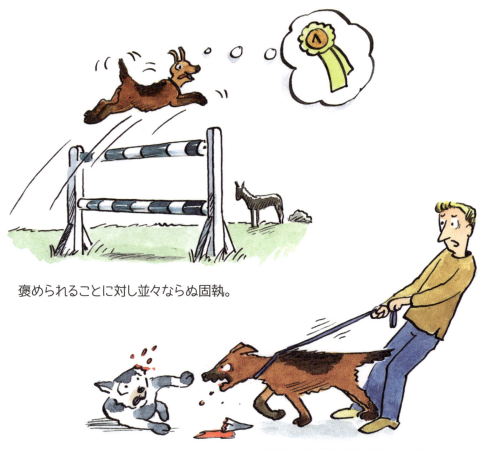

褒められることに対し並々ならぬ固執。

破壊的な性格が怪我につながる。

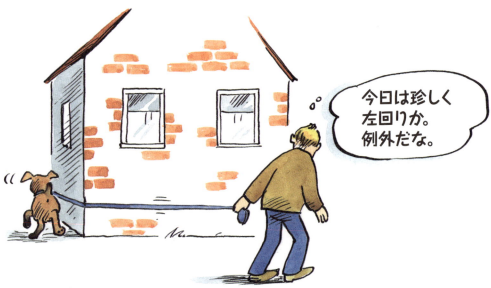

今日は珍しく左回りか。例外だな。

フレキシブルに変化に対応する能力がない。

9 オーラム（金）Aur.

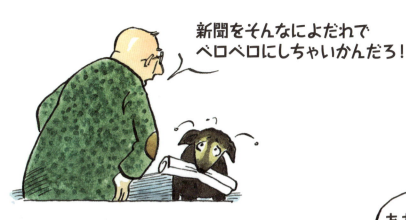

新聞をそんなによだれで
ベロベロにしちゃいかんだろ！

褒められないと落ち込んでしまう。

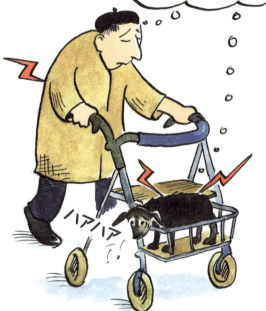

ああ、心臓も、
ふしぶしも、骨も…
まったく気が滅入る！

歳をとると心臓、骨、関節が悪くなる。

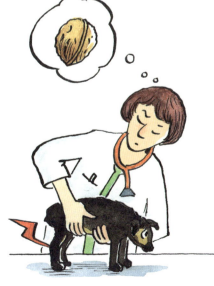

腺が硬くなる。硬化症。

10 AURUM MUR. NAT. *Aurum muriaticum natronatum*
オーラム ミュア ナット（塩化金酸ナトリウム）Aur-m-n.

このレメディには、相対する特徴がみられる。オーラムがたくさんの賞賛や注目を要求しながら、感情のレベルでは何の見返りも与えないのは、一人でいたいのと独立心が強いからである。一方で、ネイチュミュア(p.100 Nat-m.) は愛情のこもった心遣いを求め、感情的に社会的な絆に頼るが、それを表にあまり見せない。例えば、ポースティーラ (p.124 Puls.) と比べるとそれが分かる。オーラム ミュア ナットにはネイチュミュアが含まれているために、オーラムに比べてより硬く殻に閉じこもっている。これを動物において見分けるのは容易なことではない。身体のレベルでは、とりわけメスの生殖器に作用する。また、オーラムに比べてより肝臓や四肢に作用する一方で、心臓や血管系への影響は少ない。

犬や猫では、深い喪失感を乗り越えられず、その苦悩に支配された病歴をみることができる。

行　動
- 同じ動物同士でどのようにやって行けばよいか自信がない。そのため態度をマッチョにすることで補う（鑑別診断：p.85 ライコポディアム Lyc.）か、あるいは両極端を行ったり来たりする。例えば、ある特定の状況では怒りを表に出せないため (p.136 スタフィサグリア Staph.)、もの静かで自制がきく一方で、次の瞬間には極端に激しく怒りっぽく (p.106 ナックスボミカ Nux-v.) なることもある。
- 言いなりになりやすかったり、社会的に低い地位を受け入れたりするが、飼い主に対しては独裁的で頑固な態度をとる。
- 硬いという点でオーラムに似ており、きちんと構成された日々の日程と予見できる環境を必要とする。
- 極端な嫉妬心のため、すでに同腹子の間でのライバル意識が生まれることもある。成長後はひとりでいたいと思うものの、注目されていることを確かめたくて、もしそれがかなわないと完全に自分の殻に閉じこもり落ち込む。
- 責任感があり、賞賛を得られるならばよく学習するが、少々"カチン"ときやすい。
- 感情を外に出さない。代わりに、フラストレーションは落ち着きのなさや緊張として現れ、胸椎や腰椎あたりの張りとしてはっきりと出る。
- 感情レベルだけではなく、身体レベルでも温かさを求める。人生における温かみの不足を補うために。

頭　部
- 慢性の潰瘍性角結膜炎、目の周りの皮膚の発疹、慢性の鼻炎、副鼻腔炎のカタル、臭鼻菌、鼻骨の破壊をともなう血の混じった鼻からの分泌物、骨膜の腫れ、顔の骨のカリエス（炎症が原因で骨が壊疽した状態）。
- 黄色い強膜や粘膜と同時に黄疸が起こる。
- 硬く肥大したリンパ節。
- うろこ状でひどく痒みのある皮疹、深く食い込んだ皮膚の潰瘍は硬い結節として残る。抜け毛。
- あらゆる分泌物は痒く悪臭がする。ひどい口臭と吐き気のするような体臭。

心臓、循環
- 頸動脈は目に見えて鼓動する (p.1 アコナイト Acon.)。非常にいら立ち、落ち着きがない。
- 心不全では腹水になる傾向がある。

消化器官
- パンや甘いものを欲する。塩辛いものや魚は嫌い。
- 日中よりも晩に食欲が増す。水は飲む回数も量も少ない。
- 恐怖や興奮は下痢となって現れる。きっかけとしては、試験前や家族が旅行の荷造りをするなど予想することでの興奮もありうる。
- 肝臓も硬化し、黄疸や腹水を招くこともある。

生殖器官
- メスではひどく痒みのある分泌物が頻繁にあり、流産の傾向がある。
- 乳がんや子宮に腫瘍ができやすい傾向。
- 卵巣嚢胞や子宮内膜嚢胞もよくある。

運動器
- 幼いうちはずっと動きが不器用で、成長してからもやはり動きが大きく周りのものにあたりながら歩くか、あるいはリウマチの症状により不規則な歩行パターンをもつ。
- リウマチあるいは痛風様の関節の痛み。
- 動作で痛みは軽くなる。

原　因
- 心痛、抑えられた怒り。

基　調
- 悪化：寒冷な天気、寒い季節、早朝、夜、侮辱、慰めで。
- 好転：温暖、興奮、動作で。

10 オーラム ミュア ナット（塩化金酸ナトリウム）Aur-m-n.

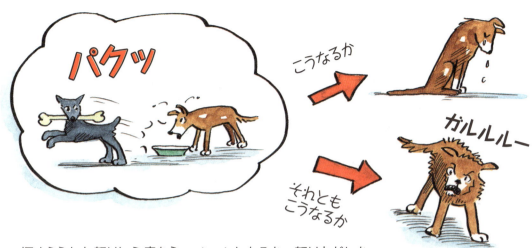

押さえられた怒りと心痛から… シュンとなるか、怒り丸だしか。

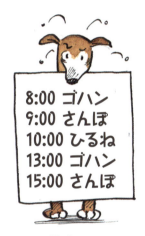

規則正しく構成された日程を必要とする。

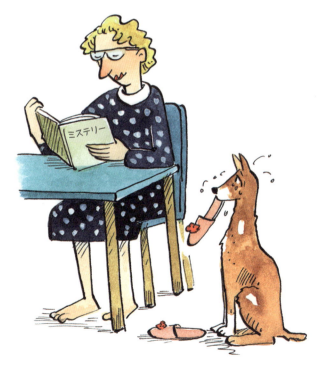

褒められることがすべて。褒められないとひどく落ち込む。

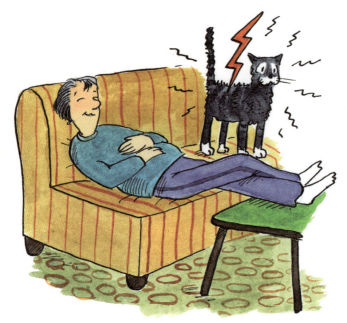

どうしてもリラックスできない。
腰椎も緊張して痛む。

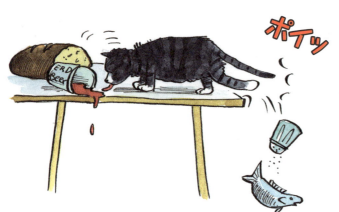

パンや甘い物の方が好き。魚や塩辛いものは避ける。

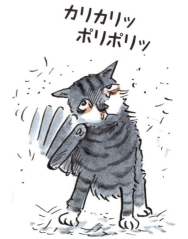

目の周りの発疹、鼻炎、湿疹、抜け毛がある。

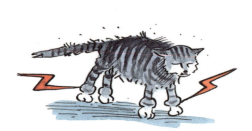

リウマチ、関節の痛み。

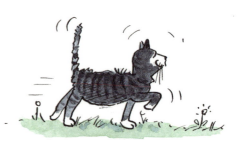

動いていると好転する

11 BARYTA CARB. *Barium carbonicum*
バリュータ カーブ（炭酸バリウム）Bar-c.

炭酸バリウム（BaCO₃）は、生理学的には体に存在しない、毒性を持ったミネラルである。
精神、心臓、血管系や消化器系、血液循環、腺やリンパ系に作用する。ごく少量であれば循環を高め、心臓機能を高める。さらに心臓のポンプ機能を高めると同時に血圧を下げる。多量服用すると作用は逆になって、血管収縮により血圧が上がり、血管のけいれんが起こることで脳の血液循環が悪くなる。

バリュータ カーブは、精神的あるいは身体的発達の遅れている、あるいは妨げられている若い犬や猫に合う一方で、再び老年においてもこのレメディの特徴を示すときがある。それは、精神や身体において退行的な発達の過程をたどる場合である。

毒 性
- 中毒症状としては、口蓋と唾液腺の腫れをともなう唾液の分泌、嘔吐、腸の疝痛、下痢、そして性的行動の減少がある。
- 中毒の作用は、肝臓や腎臓を通して排毒されるまで数週間にわたって残る。作用は非常にゆっくりであるので、その作用が発揮されるまで長期間にわたってレメディを与えなければならない。

行 動
- バリュータ カーブの幼い動物はがっちり、ずんぐりした体格（p.40 カル カーブ Calc.）ではあるが、どちらかと言うと小柄な部類に入る。ただ、成長の遅れを説明するような理由、たとえば寄生虫や奇形などはみられない。
- 自信なさげで非常に静か、あまり動かず、動いても不器用である。猫はほとんど遊ばず、無気力で引きこもっているように見える。
- 犬の場合、飼い主と訓練や練習をする気もなく、年齢相応のしつけをその期間に学ぶ用意もできていない。眠そうで集中力もなく、何かをするように要求されると常になだめ行動をとる。身振りで自信のなさや優柔不断さを発信するため、犬の仲間内ではすぐにいじめにあったりすることもある。
- 老年では再びこの受動的な態度やのろさを示すようになる。うつ気味あるいは老いぼれたようにも見え、部分的に認知の問題もでてくる。認知機能も減少し、猫は自分のトイレの場所が分からなくなる。犬では、家の中で迷ったり、普通に見えているにもかかわらず家具にぶつかったり、あるいはエサに手を付けることなくボーっとその前に立っていたりする。
- おどおどして（鑑別診断：甲状腺）、別れに対する恐怖が出てくる。あるいは、外に出なくなる（p.139 ストラモニューム Stram.）。

頭 部
- 風邪をひきやすく（p.40 カル カーブ Calc.）、嚥下の問題、下あごのリンパの腫れ、聴覚の問題（聞こえない）がある。繰り返すリンパ節炎や扁桃炎の傾向があり、鼻血や歯肉からの出血がよくある。
- 鼻炎では鼻水が粘って濃く、黄色の膿のよう。口の粘膜は小さな疱疹で覆われることもある。
- 老年の動物では耳が遠い。

中枢神経系
- 認知障害、もの忘れ（上記参照）。
- バリュータ カーブの心身的症状像は、卒中の症状に似ている。

心臓、循環
- 心臓拡張、除脈をともなう心不全（ジギタリス Dig.）、血圧の上昇（p.25 オーラム Aur.）、強く打つ脈。

消化器官
- 疝痛をともなう胃腸炎、大腸から大きな音が出る。老年の動物の便秘で硬く節のある便が長くいきんだ後に出る。エサを食べようとしない（その他の症状は特になし）。
- 老年において、不随意に硬い便の塊を落とす（p.7 アロエ Aloe）。直腸の機能が不完全であるか全く機能していないことによる。

生殖器官
- 生殖腺は委縮しているか、硬くなっている。性欲は減少。

運動器
- 足は冷たいがたくさん汗をかく。
- 震える失調性歩行。

基 調
- 悪化：湿った寒冷、すきま風邪、暖房の暖かさ、人間や同じ動物が居合わせることから。
- 好転：ひとりでいること、暖かい毛布の下に横たわること。

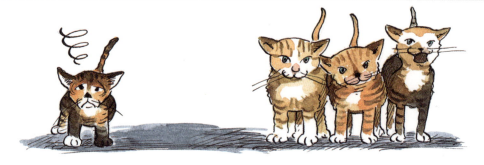

幼いうちは小さく発育不全。

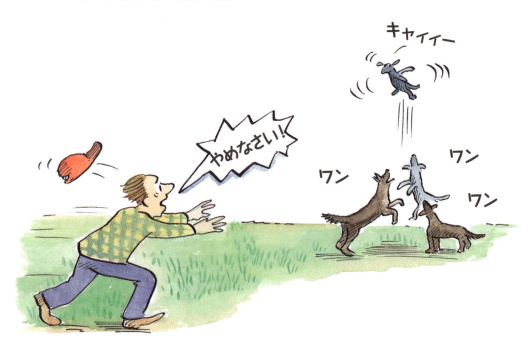

自信のなさが、ほかの犬からいじめられる原因に。

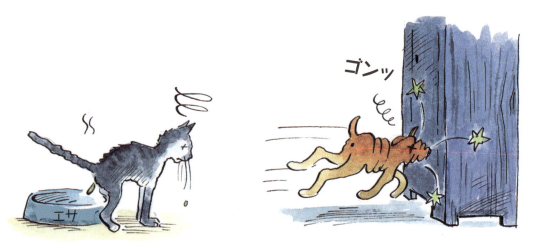

忘れっぽさ。猫トイレの場所がわからないくなる。歩いてて家具にぶつかることもある。

11 バリユータ カーブ (炭酸バリウム) Bar-c.

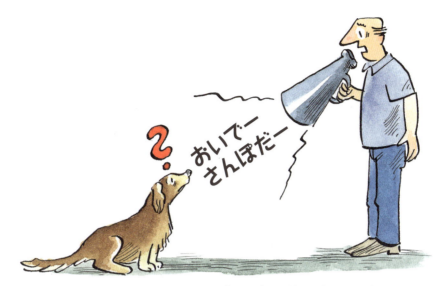

老いたら耳が悪くなる。

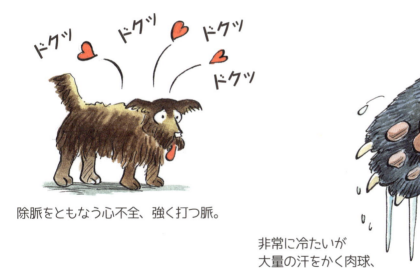

除脈をともなう心不全、強く打つ脈。

非常に冷たいが大量の汗をかく肉球、

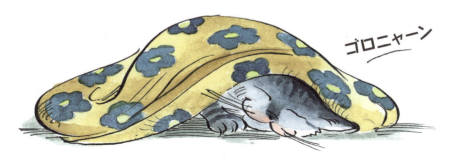

ひとりで毛布の下に横たわると好転。

12 BELLADONNA　*Aropa belladonna*
ベラドンナ（セイヨウハシリドコロ）Bell.

ベラドンナ（セイヨウハシリドコロ）はナス科の植物（p.73 ハイオサイマス Hyos., p.139. ストラモニューム Stram., ダルカマーラ Dulc.）で、その他のナス科と同様に神経系に対して際立った作用がある。それ以外には、血管系、皮膚、腺にも作用する。レメディは犬や猫に合う。

病態生理学、毒性
- 植物そのものや実には毒性があり、経口摂取や経皮摂取で（呼吸の麻痺による）死に至ることもある。
- レメディには、開花時期のベラドンナから根茎を除いたものが使用され、これにはもっとも重要な成分として、L-ヒヨスチアミン、スコポラミン、アトロピンが含まれる。アセチルコリンが受容体に結合するのを妨げることによって、副交感神経を遮断し、神経系や血管系を弱める。
- 服用量によっては、遠近の調節障害をともなう散瞳、心拍数の増加、倦怠が起こり、多量の服用では平滑筋のけいれんが起こる。
- 口粘膜や咽頭・喉頭では、腺からの分泌機能が低下するか、分泌しなくなる。
- 多量の服用では、けいれんや激しい譫妄があり呼吸麻痺により死に至る。

行　動
- 怒りっぽく、臆病で外部からの刺激は激しく反応し、とても興奮する。この行動は1日の内に徐々に強まる。
- 怒りのあまり飼い主が分からなくなると、何の理由もなく攻撃する（p.139 ストラモニューム Stram.）。
- 一人でいたいので、こもる傾向がある。その場所から引っぱり出されると攻撃的に反応するが、これは触られることが苦手ということからきている。
- 雷雨、大きな音、暗闇に対する恐怖がある。
- 安眠できず、眠っていても驚いて飛び上ることがある。

頭　部
- 頭は熱いが四肢は冷たい。これは赤くなった結膜にも見られ、耳を触ってもわかる。
- 外傷性脳損傷や鬱血をともなう熱中症、傾眠や乾燥した粘膜（p.13 エイピス Apis：脳水腫をともなう熱中症）に合う。高熱で意識朦朧とした状態であっても、触られることや光に激しく反応する。散瞳による羞明があり、光が反射したり輝いている表面に対して敏感（p.139 ストラモニューム Stram.）。
- 喉頭に何かが触れると敏感で、乾いた吠えるような咳をし、最終的には鮮血の混じった痰が出る。
- 痛みがあり肥大した扁桃は、特に右側に多く見られる。

中枢神経系
- 突然始まりやがて治まるてんかん様の強直間代性けいれんでは、意識はなく四肢が震える。
- それが一部の筋肉だけに起こればチックとして現れる。首を振ったり、瞼がけいれんしたり、突然しっぽをバタバタ振ったりするが、やがてその部分の自傷行為に発展したり、しっぽを追い掛け回したりする行動もみられる。

消化器官
- 食べるのを拒み、食べると嘔吐する。
- 無理をした後で、落ち着きのなさあるいは虚脱状態をともなう疝痛があり、上腹部に触れられることに極端に敏感になっている。痛みを和らげようとして、背骨を伸ばす。

メスの生殖器官
- 出産後の乳の出が止まり、触れられることや子犬に乳を飲ませることに対して激しく反応する（p.58 カモミラ Cham.）。
- 急性の発熱をともなう乳腺炎も右側に多い。

皮膚、粘膜
- 乾燥して真っ赤に熱をもった粘膜は、典型的な炎症の症状を示す。
- 初期の痛みをともなう噛み傷や切り傷、あるいは炎症後の硬化にも合う。

運動器
- 手足のひきつり、けいれん、異常歩行がみられる。
- 急性のひょう疽でベラドンナの症状を示す時にこのレメディはよいだろう。
- 関節炎では、炎症のある部分が腫れて熱く圧痛がする。

熱
- 突然（p.1 アコナイト Acon.）で非常に激しい発熱では、喉の渇きはみられない。
- 発熱では、開いた瞳孔、光に対する敏感さ、怒りっぽさ、触られることに対する非常な敏感さがみられる。

基　調
- 悪化：すきま風、接触、光、音、15時から午前3時の間。
- 好転：伸びをする、体をかるく覆う、休息で。

12 ベラドンナ（セイヨウハシリドコロ）Bell.

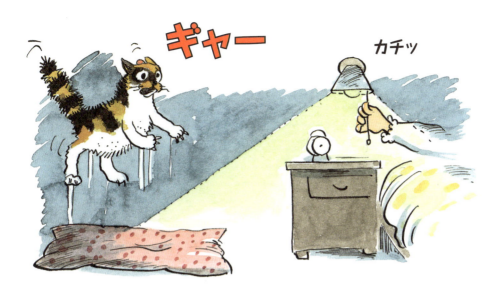

外部からの刺激に激しく反応。光に敏感。
これはすでに朝から徐々に始まり…

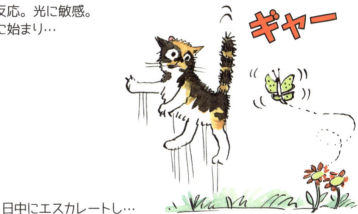

日中にエスカレートし…

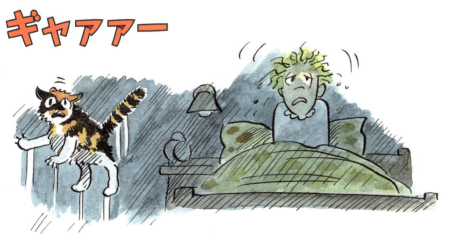

夜には恐怖で飛び起き、飼い主を起こしてしまうほど。

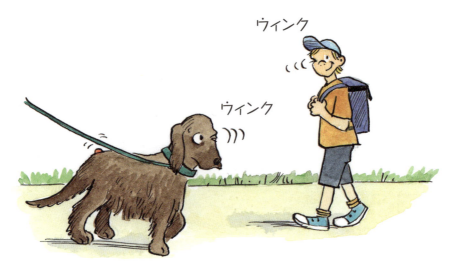

けいれんが一部の筋肉だけに起これば、チックとして現れる。

苦労の後の疝痛、落ち着きのなさや虚脱。
上腹部の接触に対して極端に敏感。
背骨を伸ばして痛みを和らげる。
発熱時は、瞳孔の散大、熱い耳と冷たい肉球。

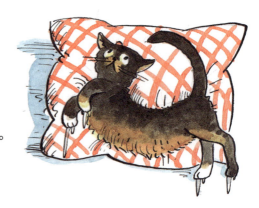

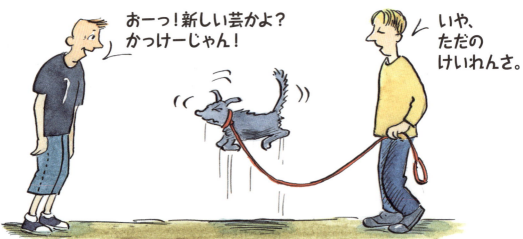

四肢はけいれんと関節炎。腫れて熱をもった関節。

13 BRYONIA *Bryonia alba*
ブライオニア（ホワイトブライオニー）Bry.

ブライオニア アルバ（ホワイトブライオニー）はハーネマンによってホメオパシーのレメディに加えられた。現在ではブライオニア ディオイカ（レッドブライオニー）が使用されている。両方とも同じツル植物（ウリ科）であり、レメディ像も同じである。

病態生理学、毒性
- えんどう豆くらいの粒の実には毒性があり、吐き気、嘔吐、めまいをともなう興奮、血の混じった下痢、疝痛、激しい脈をともなう破傷風に似たけいれん、腎臓障害が起こり、そして最後には呼吸麻痺によって死に至る。
- 犬や猫の呼吸器官や消化管の粘膜、関節の漿膜、繊維化した組織に主に作用する。特徴としては、分泌や排泄の不足による粘膜の乾燥、場合によっては分泌物の滞留がある。
- 炎症初期のレメディではなく、感染の第2期か3期に使用する。
- 熱はゆっくりと進む（鑑別診断：p.1 アコナイト Acon. あるいは p.34 ベラドンナ Bell.）が、高熱にはならず数日間続く。
- 強くドクドクする脈がみられる。

行　動
- 行動は全般的に激しい。
- 大変な痛みのため、動かずにじっと横たわっている。だいたい痛みのある側を下にしている。
- ひとりでいたいので、あらゆる接触を避ける。一方では、近づくものには激しいいじわるな防衛反応にでる（p.19 アーニカ Arn.）。
- 接触に対して極度に敏感なので（p.19 アーニカ Arn.）、怒りっぽく、診察では怪我をしないよう注意が必要である（触れることで悪化するが、圧迫では好転する）。

頭　部
- 赤く、乾燥して腫れた結膜炎。散瞳（p.34 ベラドンナ Bell.）がみられる。
- 黄色から茶色がかった舌苔があり、舌は荒れている。
- しつこい鼻風邪は、鼻汁で皮膚がヒリヒリする。くしゃみがたくさんでる。
- 口は乾燥し、舌は白く覆われている。飲みこむのが難しい。
- 非常に喉が渇き、冷たい水をほしがる。ゴクゴクとゆっくり飲み、嘔吐はしない（鑑別診断：Eup. perf.）。エサよりも水分の方が飲み込みにくい（圧迫で好転）。量の多い方が飲み込み時の痛みを和らげるのであろう。

呼吸器官
- 上気道の乾燥したカタル（粘膜の炎症）、痛みをともなう強い咳、痰は出ない。朝や暖かい部屋で悪化する。
- 風邪は内側に入っていく傾向があり、肺炎は胸膜炎と同時に起こる。相対する臓器に影響するためである。
- 呼吸は荒く浅い。憔悴した横隔膜や肋間筋の痛みによって悪化する。
- 炎症によって起こる癒着を防ぐのによい。

消化器官
- 腹部は膨らみ、肝臓に腫れがある。
- エサを食べた後に嘔吐する。
- 疝痛は特に腹部前方にみられる。
- 消化の問題では、乾燥した大きな塊の便をともなう便秘（p.106 ナックスボミカ Nux-v., p.40 カル カーブ Calc.）。便はするりと引っ込む（p.133 シリカ Sil.）。
- 腹部に痛みがある。便は溜まっているが便意はない。

メスの生殖器官
- 乳腺炎では、高熱があり、乳房は硬く腫れている。乳房の色は赤く、触ると敏感。水腫はなし。
- 痛みのため授乳を拒否する。炎症のある乳房を下にして冷たい床に横たわりたい。飲み水は母犬のところまで持って行かなければならない。大量の水を飲む。
- 急性の子宮膿腫では、発熱、悪臭のする血の混じったおりものがみられる。
- 痛みが治まったならば、熱や炎症があってもブライオニアはもう必要ではない。

運動器
- 急性あるいは亜急性の関節炎、多発性関節炎に合う。注意深いぎこちない歩行。立っている時には痛みのある方の脚に体重をかけたがる。
- 炎症のある関節は赤く、熱をもち、腫れて圧痛がする。
- 硬く肥厚した背筋をともなう背骨の問題。あらゆる動作を避けたい。

基　調
- 悪化：触わられること、早朝、怒り、興奮、動作、温暖、軽い圧迫、エサを食べた後（消化器官の動作）。咳は温かい室内で悪化（乾燥にもよる）。
- 好転：圧迫、休息、冷たい水を大量に飲む、症状のある側を下にして横たわる、排泄の開始で。

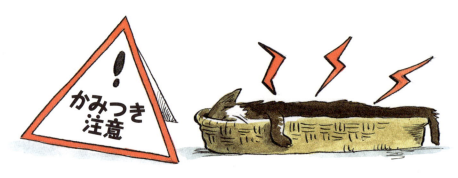

痛みでぐったり横たわる。近づくものには激しく抵抗。

眼は赤く腫れている。
舌は荒れて舌苔に覆われている。
刺激のある鼻水で皮膚がヒリヒリしている。

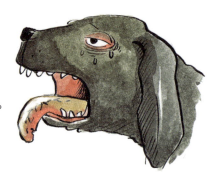

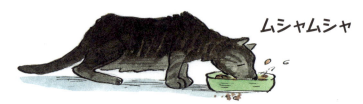

「エサを食べた後の…」

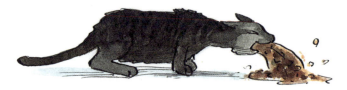

「嘔吐」

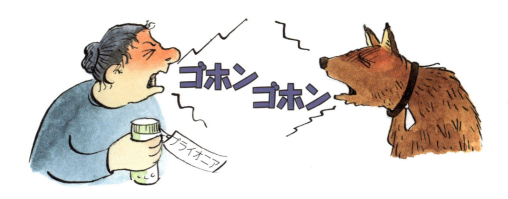

強い、痛みをともなう咳。朝や暖かい部屋で悪化する。

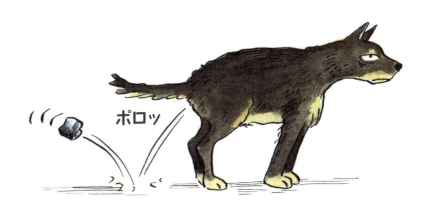

乾燥した、大きな、硬い便

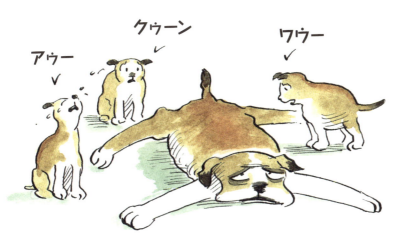

母親は炎症のある乳房を下にして横たわりたい。

14 CALC. CARB. *calcium carbonicum Hahnemanni*
カルク カーブ（カキ殻のカルシウム）Calc.

炭酸カルシウムはカキの殻からとれ、カルシウムが他の混成物と塩の形で結合している。よって、カルカーブの正しい名称はカルシウム カーボニカム ハーネマニあるいはカルカレア カーボニカ（国際名称）という。

病態生理学と毒性
- カルシウムイオンは細胞の発達と成長にとって重要で、体内のカルシウムバランスが崩れると、代謝の鈍りにより緩慢さや体のだるさがでてきたり、骨の硬さや構造が減少する。筋原線維の興奮がまず収縮の継続まで高められ、その後ゆるむ。リンパ節の腫れや、風邪をひく傾向もみられる。
- 年齢とともに、食べ物からのカルシウムの活用度が減少する。

外見と行動
- たるみ、太り気味、鈍重、怖がり（p.31 バリュータ カーブ Bar-c.）。
- 幼いうちは診察の間、震えたり泣いたりする。
- 精神的発達の遅れ。倦怠、怠惰、不精、集中力の低下があり、学習は遅く、いやいやながらやる（p.31 バリュータ カーブ Bar-c.）。
- ひとが良い、愛情を必要とする、甘えん坊、怖がり、ひとりでいたくない等の特徴がある（バリュータ カーブ Bar-c., p.133 シリカ Sil., p.115 フォスフォラス Phos., p.124 ポースティーラ Puls., p.85 ライコポディアム Lyc.）。
- 犬は成長してもずっと子犬のようで、猫は甘えるときに足踏み行動（前足でフミフミ）を長い期間する。
- 成長後は、おとなしく、頼りになる、バランスがとれてほとんど病気にならない。しかしながら、小さな傷が化膿しやすい。
- 落ち着き払って頑固なため、うわべはストレスに強いが、高いパフォーマンスは不可能。
- 変化についていけない（p.25 オーラム Aur., p.22 アーセニカム Ars., p.79 ケーライ カーブ Kali-c.）、見知らぬものに対しては引っ込み思案。

頭部
- 幼いうちは体に対して頭がやたら大きく見える。泉門の閉じるのが遅い。
- 光に敏感な目（p.1 アコナイト Acon., p.16 アージニット Arg-n., p.34 ベラドンナ Bell.）、結膜炎。
- 遅い歯牙発生（p.133 シリカ Sil.）、早いうちから歯石がある。

呼吸器官
- 抵抗力の弱さによって、感染症を繰り返す。
- 明らかに肥大した柔らかいリンパ節。繰り返すリンパ節炎や、慢性的に炎症の起きた肥厚した粘膜。

消化器官
- 食欲旺盛で、常に空腹（エサからのエネルギー摂取が少ない）。
- 膨らんだ腹部、下痢は酸性で、色は明るい。接触する皮膚がヒリヒリとなる傾向。
- ミルクが体質に合わない（胃の中で凝固する。便となって排泄されるのではなく変化しない）。
- 消化できないもの（例えば、石灰、土、生のじゃがいも、炭）や、甘いもの、卵を欲する。
- 下痢と便秘を繰り返す。便秘"なのに"元気。

皮膚
- 弱い膨圧、皮膚は脂肪の蓄積によりブヨブヨしている。
- 乳痂。乾燥したうろこ状の丸い湿疹が、背中と頭に出る。
- 幼い動物では、腹部下方と腿の内側に湿疹ができる。薬の投与の後で（p.142 ソーファ Sulph.）。アレルギー反応ではじんま疹、膨疹、浮腫みがある。
- ブドウ球菌アレルギーに合う。その場合、全体症状が似ていること。
- 毛の抜け替わりは遅い（p.142 ソーファ Sulph.）。毛並みはぼうぼうで脂っぽい。
- まだ若い犬でも寝ダコができる。

ホルモンバランス
- メス犬では、発情期が遅く無発情期が長い（p.76 イグネシア Ign.）。発情も受胎も弱い。若年性膣炎（p.124 ポースティーラ Puls.）。
- オス犬では、包皮のカタル（粘膜の炎症）、前立腺肥大がみられる。
- 子猫や子犬では、一方あるいは両方の停留精巣。
- 甲状腺機能低下症（p.124 ポースティーラ Puls., p.85 ライコポディアム Lyc., グラファイト Graph.）

運動器、結合組織、支持組織
- 子猫や子犬では、たくましいがっちりした骨格をもち、関節が太い。成長や発達の遅れがあり、くる病のような骨（石灰化の不足）。
- 外骨腫症、好酸性の汎骨炎、ペテルス病、骨ジストロフィーは比較的重い体の結果による。
- たるんだ靭帯、筋肉の弱さ、脊柱彎曲、布袋腹、臍ヘルニアがみられる。
- ちょっとしたことですぐに疲れやすいため、心臓と筋肉の機能低下が起こる。

基調
- 悪化：湿気、寒冷、湿った寒さ、心身の労作で、生歯（p.58 カモミラ Cham.）。
- 好転：乾燥した温かい気候、なでることで。

14 カルク カーブ（カキ殻のカルシウム）Calc.

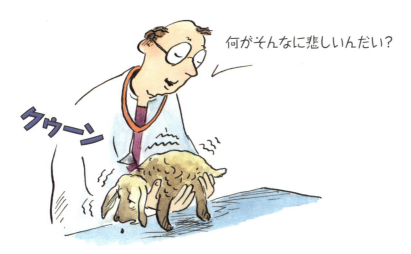

幼い犬はだらっとして、太り気味、怖がり。診察では、震えたり泣いたりする。

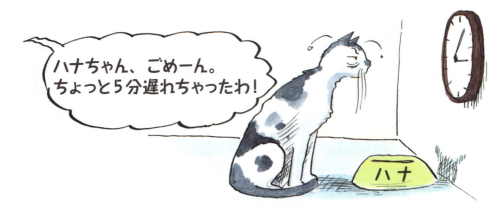

歳をとると少しの変化にもついていけない。

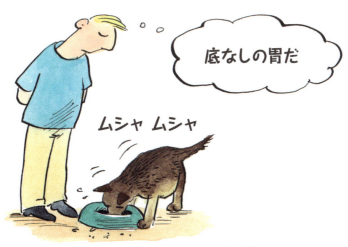

いつもお腹が空いている。

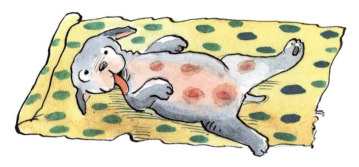

子犬は乳痂ができ、背中と頭にはうろこ状の丸い湿疹。
薬の投与後、下腹部と腿の内側に湿疹が出る傾向。

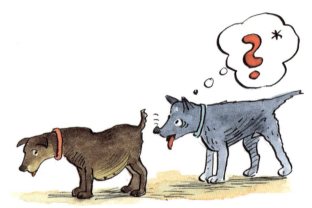

あれ？
盛りがついているのか？
いないのか？

メス犬は発情が弱い。

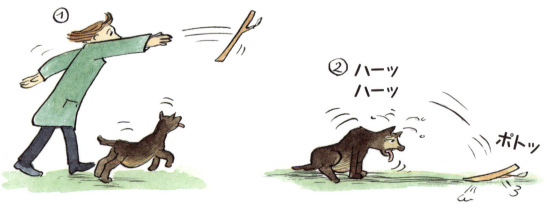

ちょっとのことですぐに疲れる。

15 CALC. PHOS. *Calcium phosphoricum*
カルク フォス（リン酸カルシウム）Calc-p.

リン酸カルシウム（CaHPO$_4$、アパタイト）は、とりわけ骨粉から作られる。ホメオパシーのレメディであるカルクフォスは、骨（特に骨の結合、頭蓋骨の縫合線）や腺、リンパ節に親和性がある。カルクフォスは犬や猫では特に成長期にその必要性が示唆される。

外見と行動
- カルクフォスのタイプでは、リンの特徴が外部的な動物の習性に認められる。具体的にはやせ型で線も細いが、関節は太い、あるいはカルカーブ同様に靭帯が弱いなどである。
- 成長が早くぐんぐん伸びるが、そのため骨のミネラル化や腱や靭帯をしっかりするための時間がない。成長痛もある。
- 精神的発達の遅れ。運動能力も骨の成長の速さについていけない。
- 訓練では長く持ちこたえることができず、集中力に欠け、忘れっぽく、すぐに気が散る。褒められても、繰り返し同じことを練習するのは気が進まない。常に別のことをしたがる。
- 動くことへの欲求が顕著で、カルカーブ (p.40 Calc.) よりもナーバスで、素早く、よく動くが、より疲れやすくもある。これらが組み合わさると、怪我をしやすいという結果になり、よく包帯を巻いていたり添え木を当てているのを目にする。それでも今までと同じように元気に遊ぶのには邪魔にはならないようだ。ただ、診察のためや包帯の取り換えなどでクリニックにくる頻度は必然的に増える。
- カルカーブ (p.40 Calc.) 同様に怖がりで臆病 (p.115 フォスフォラス Phos.)、すこし反抗的。
- 暗闇や高いところ (p.16 アージニット Arg-n.)、雷雨に対する恐怖。夜は飼い主の寝室にやってきて、うれしそうに、かつ同じくらいしつこく遊んでくれとせがむ。

頭部
- 泉門は生まれてからしばらくは閉じておらず、頭を触られることを嫌がる。
- 扁桃炎や呼吸器の疾患になりやすく、乾いて痛みをともなう咳が出る。
- 生歯が遅い。歯牙発生時には、発熱のないけいれんの傾向（鑑別診断：p.58 カモミラ Cham. は発熱あり）。乳歯は長く残り、永久歯は早くから虫歯（カリエス）になりやすい。
- 舌の間擦疹のため、長い時間かけていやいやながら咀嚼する。食欲はなさそうで、ただ症状は食後に好転する。

消化器官
- 乳飲み子犬は常に空腹であるが、母乳を飲んでも吐くか、下痢をしたりする。
- ムラのある食欲。見たらエサを欲しがるが、食べたくてたまらないわけではない（鑑別診断：p.40 カル カーブ Calc.）。
- ミルクや穀物のフレークは食べたがらず、塩辛いものや肉、残飯、木や紙やティッシュなどを欲しがる。
- エサを食べた後に疝痛と下痢が起こり、緑っぽいねばねばした便、場合によっては血性の酸っぱいにおいのする便をし、皮膚につくとヒリヒリする（お尻で床を滑る）。
- 悪臭のする鼓腸（鑑別診断：p.40 カル カーブ Calc.を参照。鼓腸がいつもある）。

生殖器官
- メスでは、明らかな発情期の症状があっても容易には受け入れない。多産では乳腺を触れられることに非常に敏感で、授乳で疲れ切っている。
- オスでは性欲の減退がみられる。

運動器
- 幼い犬と猫では、骨の発育障害（特に病気の後）、成長痛、汎骨炎、肘関節形成不全、あるいは上腕骨頭壊疽。骨折は、全然治らないかあるいは仮骨形成が非常に遅い（ストロンチューム カーブ Stront-c.）。
- くる病の傾向、あるいは骨髄炎がみられる。
- 天気の変化や寒さで、動きが硬くなり震える。

基調
- 悪化：天気の変化、湿気、寒冷、恐怖、身体的に無理すること、生歯、歯の生え変わりで。
- 好転：温暖、休息、エサを食べることから。

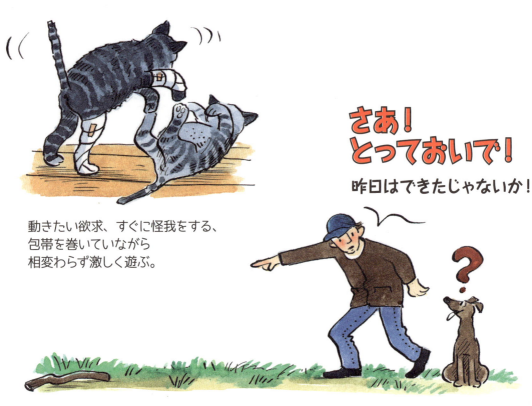

動きたい欲求、すぐに怪我をする、
包帯を巻いていながら
相変わらず激しく遊ぶ。

さあ！
とっておいで！
昨日はできたじゃないか！

訓練に集中できない、忘れっぽい。

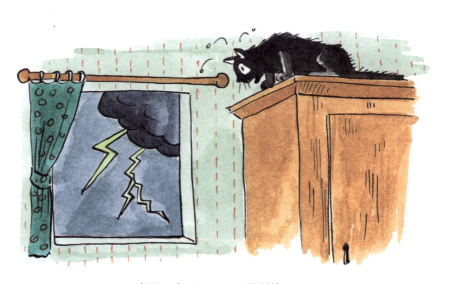

暗闇や高いところ、雷が怖い。

15 カルク フォス（リン酸カルシウム） Calc-p.

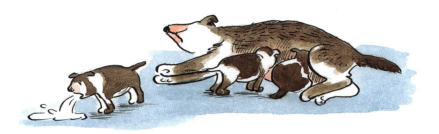

乳飲み子犬はいつも空腹。母乳を飲んでは吐く。

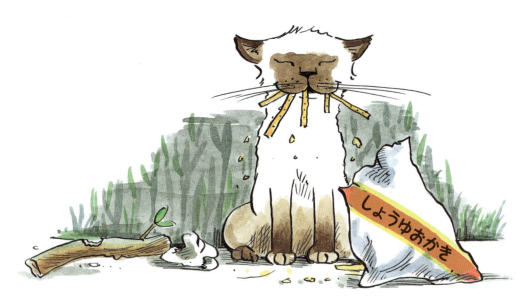

塩辛いものが大好き。木やティッシュも好む。

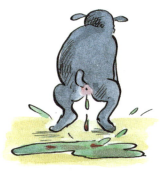

エサを食べるたびに下痢。

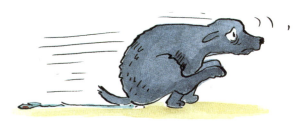

ヒリヒリするから、お尻で床を滑る。

16 CANTHARIS *cantharis vesicatoria*
カンサリス（ヨーロッパミドリゲンセイ） Canth.

ヨーロッパミドリゲンセイはコウチュウ目に属し、南ヨーロッパ原産。カンタリジンという毒をもち、防衛のために分泌される。レメディを作る際には、全虫（特にメス）を粉末にする。
カンサリスは犬や猫にも使用される。

毒　性
- カンタリジンは局所的な炎症を起こし、皮膚に焼けるような痛みと水疱を生じる。
- とりわけ、生殖器官、膀胱、腎臓に強い親和性があり、けいれんや絶え間のない尿意切迫、焼けるような痛みのある場合に合う。

行　動
- カンサリスの患者は、とても落ち着きがなく、怒りっぽい。触れられることや診察に対して激しく反応し、激怒するほどである。
- あまりにひどい痛みのため、痛みの発作の場合にはうめいたり泣いたりする。野生の動物のように引きこもって静かに目立たないようにじっとしているのは、この場合もはや無理だからである。

頭　部
- "焼けるような"と表現される特徴を持つカンサリスだが、急性の痛みでは頭部の粘膜は青白い。ただ、火傷のような局所的症状になると焼けるように赤く、水疱や小水疱ができる。
- このような火傷により、体内でのタンパク分解が進むと、その時に発生した産物が腎臓にどっと押しよせるため、腎臓に負担がかかることがある。これを防ぐには、早めにカンサリスをとらせておくとよい。

心臓、循環、呼吸器官
- 急性の滲出性胸膜炎。心膜炎は乾いた咳や呼吸困難、血の混じった粘り気の強い痰をともなう。
- 失神する傾向があり、脈は弱く不整脈。

泌尿器官
- 尿に血の混じった膀胱炎。それはしぶりのある絶え間ない尿意をともなうか、あるいはぽたぽたと垂れる尿のこともある。沈殿物には大量の赤血球（パレイラブラバ Pareir. brava）や上皮細胞、白血球、場合によっては尿砂（ストルバイト）も見られる。
- 特にオス猫が頻繁にトイレに走るのを見る。排尿しようとするのだが、痛みのため最後まで出せず、いよいよ尿意を我慢できなくなるとまたすぐトイレに走る。排尿痛は最初から排尿中そして排尿後まである。猫はところ構わず排尿し始める傾向がある。痛みと猫トイレを一緒にして考えてしまうため、排尿しても痛くならない場所を探すのである。それではもちろんうまくいくわけがなく、家中でそれを繰り返すだけである。

生殖器官
- メスでは膀胱炎を患っている間に、そのヒリヒリする尿が原因で膣炎を併発してしまう。その焼けるような痒みのため、患部を激しくなめたり、床の上を滑ったり、色情症の傾向がある。
- オス犬でも性欲の亢進があり、赤く腫れた亀頭（小水疱に覆われていることも）、交尾の際の痛みがある。

皮　膚
- 皮膚には水疱や小水疱があり、痛みに非常に敏感である。火傷や日焼け、あるいはアレルギーの反応で水疱ができる。
- 局所的に赤黒く光る急性湿疹もある。

基　調
- 悪化：接触、冷たい水を飲むこと、排尿で。
- 好転：さすることで。

16 カンサリス（ヨーロッパミドリゲンセイ）Canth.

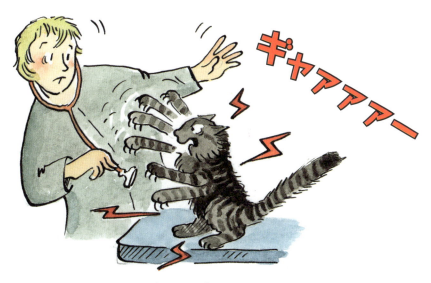

怒り狂って激しく反応する。

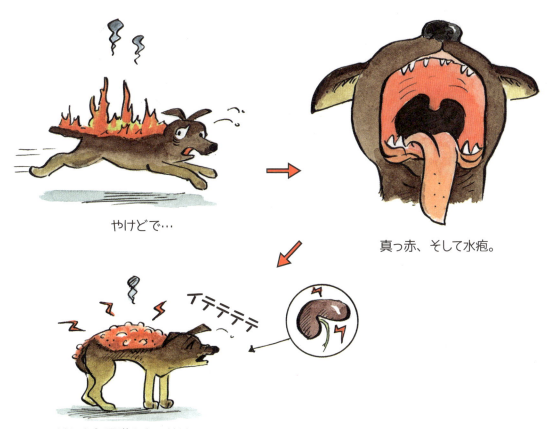

やけどで…

真っ赤、そして水疱。

それから腎臓をカンサリスで
サポートするのを忘れずに！

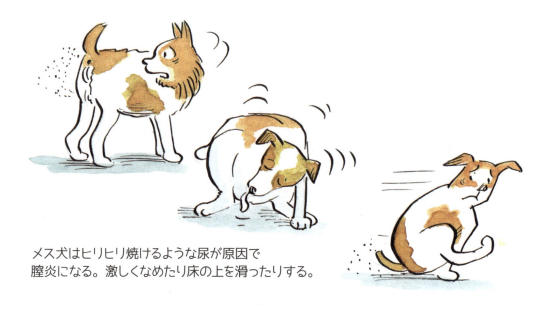

メス犬はヒリヒリ焼けるような尿が原因で膣炎になる。激しくなめたり床の上を滑ったりする。

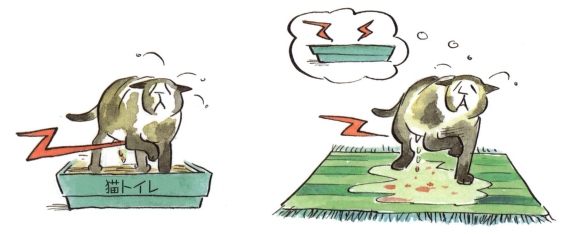

特にオス猫は、排尿しては痛みのために中断する。

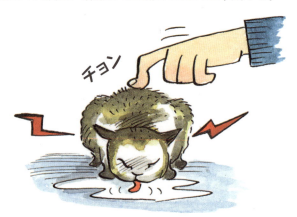

冷たい水と接触で悪化。

17 CARBO VEG. *carbo vegetabilis*
カーボベジ（植物炭）Carb-v.

このレメディはカバノキあるいはヨーロッパブナの炭から作られる。カーボベジは、犬や猫の虚脱、出血、生命力の衰えなど終末的な状態で使用する。
全般的な循環の悪さから、細胞の酸素不足、内膜の障害をともなう血管壁の透過性不足、出血や組織破壊が起こる。カーボベジはこのような状態を改善するレメディであるが、生きる望みがない場合にはそのプロセスを早めることで、最後に残った生命力を苦しまずに穏やかに最後の時を迎えられるようにするレメディでもある。
衰弱や循環不足は消化管にも影響し、消化機能が中断するために鼓腸が起こる。

外見と行動
- カーボベジ状態の患者は大食いのようにも見えるが、実際は消極的で (p.40 カル カーブ Calc., グラファイト Graph.) 無気力、虚弱で、ほとんど生気のない状態である。
- 表情はかたく、あらゆる表情が消え、頭は熱いが四肢は冷たい。
- ベラドンナ (p.34 Bell.) とは違って、粘膜は赤くならず青みがかったグレーである。
- 触られることに敏感で、冷たく（鑑別診断：カンファー Camph.は四肢が冷たく悪寒はない）、暗闇 (p.40 カルカーブ Calc.) と知らない人を怖がる。

頭部
- めまいの感覚があり、鼻血は血液の凝固作用が不足しているため止まりにくい。
- 歯肉から出血しやすく、噛むときに痛みをともなう。

呼吸器官
- 特に湿った暖かい気候で風邪をひく。ガラガラ音のするけいれん様の咳をともない、悪臭のする痰がでることもある。病状はゆっくりと進行し、回復すると期待するところで一転して敗血症になる場合もある。

消化器官
- 胃腸の循環の悪さのため、消化機能がストップしてしまう。食べたものが先に進まなくなり、胃腸の中でガスが発生する (p.85 ライコポディアム Lyc., チャイナ Chin.)。これにより、疝痛と悪臭のする放屁が起こる。
- 食べ物による胃の充満に重要なレメディであり、また犬の胃捻転の初期にも合う。その場合、手術の前にカーボベジを与えておくと与えない場合に比べて成功率が明らかに高くなる。
- 暴食した場合にも、カーボベジ像を示す。食いしん坊で大食いの犬や猫で (p.85 ライコポディアム Lyc., p.106 ナックスボミカ Nux-v.)、エサを食べた後に症状が悪化する場合にはこのレメディが合っている。また同様に、クッシング症候群の患者では、満腹の状態で倒れることもあることからカーボベジを考慮するとよい。
- 頻繁なげっぷ。胃がいっぱいで消化ができない場合や、伏せた状態だと呼吸の問題があるようなとき。
- エサによる食中毒の場合にもカーボベジが合うことがある（鑑別診断：p.22 アーセニカム Ars.腐った肉によるが、カーボベジはどちらかというと腐った炭水化物による）。
- 胃や腸管の潰瘍や癌による出血にもカーボベジは重要なレメディである。

心臓と循環
- 浮腫、体腔への出血、呼吸困難をともなう急性の心臓・循環の問題。非常に弱く細い脈をともなう虚脱。

皮膚
- 循環の悪さから、脱毛や冷えが起こる。特に足の先。拡張した静脈や浮腫などは、潰瘍や悪臭のする皮膚や粘膜の壊疽へと進行する。

泌尿器官と生殖器官
- 性欲と発情期は低下するかあるいは亢進する。
- 出血傾向が子宮不正出血となって出たり、カーボベジの症状が強くなるとそれにともなって衰弱する。
- 管腔臓器や消化管同様に子宮にもアトニー（筋力の緊張がなくなった状態）の症状が起こり、分娩後の胎盤停滞にもつながる場合がある。

基調
- 悪化：寒冷、湿った暖かさ、脱水（授乳や手術による）、晩に、夜に、食べ過ぎ、腐ったエサによる。
- 好転：冷涼、外気、げっぷ、溜まったガスの排出で。

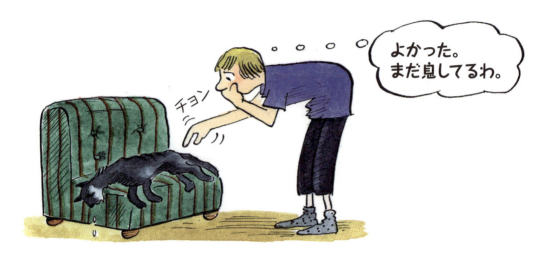

生命力の低下、だらりとしている、虚脱、まるで死んだかのよう。

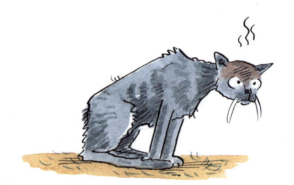

かたい表情、熱い頭、足は冷たい。

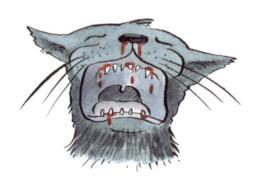

青みがかったグレーの粘膜、点々とした歯肉からの出血。

17 カーボベジ（植物炭）Carb-v.

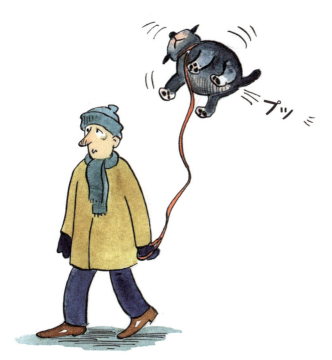

胃と腸がガスでパンパンになる。

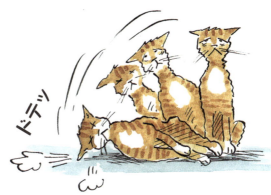

急性の心臓・循環の問題、弱い脈、倒れてしまう。

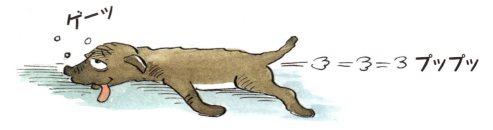

げっぷとおならで好転、外気でも。

18 CARCINOSIN　*carcinosinum*
カシノシン（がん組織、ノゾーズ）Carc.

カシノシンは癌ノゾーズ（病原体や病気の組織から作られたレメディ）のレメディで、胃腸の腺上皮あるいは肺粘膜や膀胱、乳房や皮膚の癌組織から作られる。もっともよくあるのは乳がん組織から作られたものである。ソーラやサイコーシスそしてスフィリスに代表されるマヤズム（病気をつくりだす土壌のようなもの）のレメディの1つでもあるが、カシノシンの主な作用はサイコーシスとスフィリスの間に位置する。犬や猫に使用される。動物では家系的な癌の傾向を知るのが困難なことから、カシノシンのレメディ像を犬や猫の対象に認めることは容易ではない。

カシノシンには、他のレメディと共通するものが多くある（p.124 ポースティーラ Puls.、p.115 フォスフォラス Phos.、p.76 イグネシア Ign.、p.100 ネイチュミュア Nat-m.、p.22 アーセニカム Ars.、p.130 シイピア Sep.）。カシノシンはまだあまりプルービングがされていないため、獣医分野では特に、動物の行動以外の症状が少ない。このレメディは、実際のがんの患者にはあまり使用されず、どちらかと言うと家系的な癌の傾向や癌マヤズムに対して用いられる。

外見と行動
- 一般的に言ってカシノシンを必要とする動物は、実際より歳をとっているように見え（p.85 ライコポディアム Lyc.）、症状は互いに矛盾し（p.58 カモミラ Cham.、バーバリス Berb.）、移り変わりやすい（p.124 ポースティーラ Puls.）。
- 精神的なレベルでの感受性の強さや完璧主義に相対して、身体的なレベルでの反応の弱さが存在しており、その反応の弱さゆえに病状も慢性的な過程をたどる。
- 犬や猫での基本的な特徴は、みんなに気に入られるように、好かれるように努力すること（p.124 ポースティーラ Puls.）、外向的だが自信がない、外部からの印象や雰囲気による感受性の強さである。
- 暗闇や大きな音への恐怖、しかし稲妻や雷鳴は好き（p.130 シイピア Sep.）。
- なでられるのが好きで、診察にはしっぽをふりふりやってきて、診察台ではのどをゴロゴロ鳴らしながら座る。犬の場合、気持ち良いとはいえない治療でも、すごむ代わりに口でぴちゃぴちゃ音を立てながら頭を横に向けて平和にやりすごす。猫も同様に、爪を立てるのではなく、目を合わせるのを避け頭を振り、より頻繁にゴロゴロ鳴らす。
- 潔癖症で、猫トイレやエサの器がきれいでないといけない。日々の予定や訓練のプログラムに変化が起きることを恐れ（p.22 アーセニカム Ars.）、周りの環境は常に同じでなければならない。
- 新しい家族にすぐ慣れる。飼い主のご機嫌を先読みし（p.133 シリカ Sil.）、家族が落ち込んでいると慰める。
- 犬は喜んで学習し、学ぶスピードも速い（p.85 ライコポディアム Lyc.）。
- 厳しいしつけには敏感に反応し、平和に仲良くしようと努力する。失敗しないように気を付け、期待に応えようとする。荒いしつけに対しては、不快さを見せないように逃れることに成功するが、気に入られようとするのを諦め、慰めや優しくなでたりすることをもはや許容しない（p.100 ネイチュミュア Nat-m.）。
- 内なるフラストレーションや緊張は、目立たないよう抑制された（とにかく間違ったことをしないよう）態度で隠されているが、指をかじったり毛をなめたりする（p.76 イグネシア Ign.、p.100 ネイチュミュア Nat-m.、p.136 スタフィサグリア Staph.）ことで表現される。めったにないことだが、破壊行為をともなう突然の怒りの爆発がおこる。ただこれは、飼い主に向けられたものではなく、自分の間違った行為に対するフラストレーションの表出である。要求に応えることができないという失望から、カシノシンの病理が進んでしまうこともある。

呼吸器官
- アレルギー性の反応を示す傾向があり、例えば、アレルギー性鼻炎や気管支炎、あるいは喘息（特に皮膚疾患を抑圧した後）をもっている。
- 風邪をひくと慢性化しやすい。

消化器官
- エサに関してもやはり、要求の多い矛盾を含んだ態度が見られる（p.124 ポースティーラ Puls.、p.85 ライコポディアム Lyc.）。
- まずは塩辛いものと甘いものを好み、脂っぽいものあるいは果物は拒む。ただ、これらも次回には食べる。卵は食べない。
- 腸の不活性は便秘やアトニー（腸の弾力が低下した状態）の傾向をともなう（p.106 ナックスボミカ Nux-v.）。

皮　膚
- 色素斑、じくじくした湿疹、アレルギー性皮膚炎、アトピー。
- 抑圧の後のアレルギー。

基　調
- 悪化：要求の多いしつけ、夜に、暗闇で、慰め、寒冷で。
- 好転：休息、雷雨、プレッシャーを与えない飼い主。

18 カシノシン（がん組織、ノゾーズ）Carc.

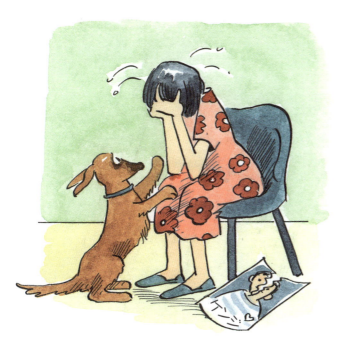

悩める家族のそばにいる。

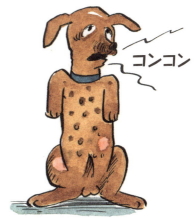

たくさんの色素斑。
皮膚疾患を抑えた後で喘息になる。

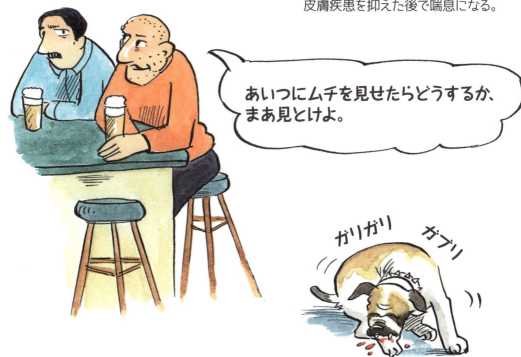

厳しいしつけや荒いしつけに対して不快さを見せないようにする。
足をかじることで気持ちを埋め合わせる。

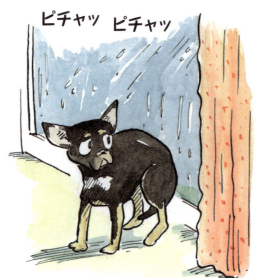

矛盾と変わりやすさが特徴。
音に対して恐怖を感じるが…

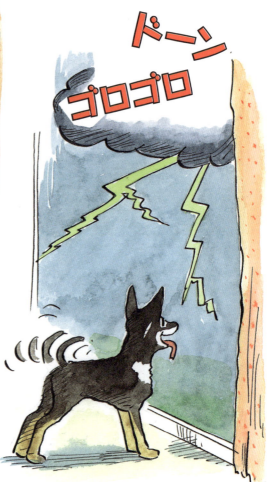

稲妻や雷は大好きな様子。

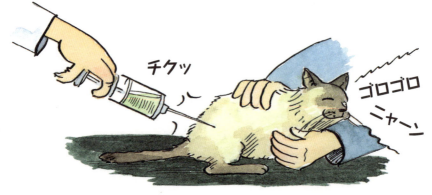

診察台ではむしろゴロゴロ鳴らし、頭を振り、爪を立てるなどはしない。

19 CAUSTICUM　*causticum Hahnemanni*
コースティカム（水酸化カリウム）Caust.

コースティカムは大理石（水酸化カルシウム）と重硫酸カリウムから合成して作られる。主に運動神経と感覚神経に、平滑筋と横紋筋に作用し、単一の臓器あるいは臓器の系統に次第に進行する麻痺がおこる。
犬や猫において、慢性の疾患にゆっくり作用する。

行　動
- 身分の高い仲裁人で、常に集団でいること気を配っているので落ち着きがない。
- グループの個々のメンバーとは距離を置き、むしろ彼らを組織するのを好む。
- グループ内だと強く見えるが、それ以外ではどちらかというと怖がり。
- 飼い主の心痛や病気の場合にはそばから離れるのではなく、慰めようとする。
- すりすりと寄ってくるタイプではない。（鑑別診断：p.115 フォスフォラス Phos.、p.124 ポースティーラ Puls.）
- コースティカムの状態になる原因でよくあるのは、長引く精神的な負担や、長いこと患っている病気である。
- 学習が遅く、同じ年齢の動物と比べて繰り返し練習がより必要になる（p.40 カル カーブ Calc.）が、意固地ではない。
- 身体の発達の遅れ（p.40 カル カーブ Calc.）。
- 疲労でくたくた、怖がり、特に非難されることに敏感なのは、神経系が疲労しているから。

頭　部
- 眼瞼下垂（p.67 Gels.）と朝に目を開けるのに一苦労する。
- チックをともなう瞼の筋肉の弱さ、全般的な神経障害による瞼のけいれんと（あるいは）視覚障害。発情周期や産後あるいは冷たい風にあたった結果によるものかもしれない。
- 酷い赤みや腫れをともなう結膜炎や眼瞼炎、ヒリヒリする流涙（ニタック Nit-ac.）、顕著な羞明（p.1 アコナイト Acon.、p.34 ベラドンナ Bell.、p.40 カル カーブ Calc.）は特に晩に起こる。
- 冷たい風の後の（p.1 アコナイト Acon.）顔面神経麻痺。
- 大量の濃い粘り気のある耳垢をともなう慢性耳炎、軟骨が盛り上がるように成長する、赤み、耳介の内側の小結節様の肥厚と痛みがみられる。

呼吸器官
- 強く乾燥した疲労させる咳は、ときどき不随意に起こる排尿をともなう。
- 犬が吠えるときにはかすれ声になり、猫はゴロゴロ鳴らさなくなる。
- 分泌物の減少。咳で排出することや、咳払い、あるいは飲み込むこともできなくなる。

消化器官
- 嚥下困難。液体（p.79 ケーライカーブ Kali-c.）の場合は、一部鼻から出てくることも。
- 甘いもの（p.16 アージニット Arg-n. は甘いものをほしがる）やパン（p.85 ライコポディアム Lyc. はパンを好む）、生の肉は欲しがらないが、燻製の肉は好む。
- 便意はあるが排便できない便秘。
- 便は、粘膜の渇きのため硬く粘りがあり細い。鈍感な直腸のため、固形の便は不随意に出ることがある（p.34 ベラドンナ Bell.）。
- 慢性的に詰まった肛門腺、黄色から緑色の粘りの強い分泌物がある。肛門は傷つき、膨隆している。痛みに敏感なため、自分で清潔にできない。

皮　膚
- 見かけはもじゃもじゃしている（p.142 ソーファー Sulph.）。脂っぽく、うろこ状の皮膚。角化症やアテローム（粉瘤）の傾向。
- 皮膚と粘膜の境の荒れ、腿の内側と脇の、毛のあまり生えていない肥厚した皮膚がみられる。
- 鼻や瞼や耳には、肉厚のカリフラワーのようなイボ。少し出血し潰瘍となり崩れる。

泌尿器官
- ストレス性失禁。
- 術後の膀胱麻痺で尿が滴る（p.109 オピウム Op.）。同時に膀胱炎、あるいは尿道炎、遺尿症がみられる。
- 色の濃い尿、多量の沈殿物があり、曇って濁っている。

運動器
- 不自然な歩行。よろめいたり、ぎこちなく震える動きをする。痛みの起こらない体勢がみつからないために落ち着きがない（ルータ Ruta）。きっかけとしては、ずぶぬれになること、夏に冷たい水の中で泳ぐことがある。
- 右の半身麻痺。皮膚の発疹を抑圧したことから。
- 関節症、痛みをともなう関節炎は大きな関節と脊椎に（老年の動物で）現れる。乾燥した温かい天気と夜に、衰弱や麻痺症状が生じる。
- 肥厚してパンパンになった関節は温かい。

基　調
- 悪化：皮膚の発疹の抑圧、寒冷、冷たい風、夜、朝、暗闇、ストレスで。
- 好転：このレメディの乾燥しているという性質のため、湿気の多い雨の日に。冷たい飲み物で。

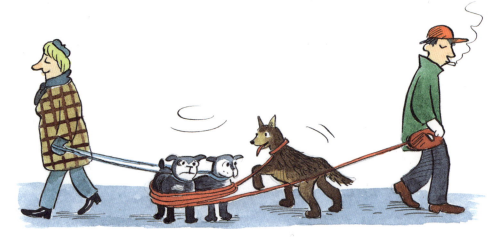

グループにしっかりくみこまれて常に集団でいることを心がけている。

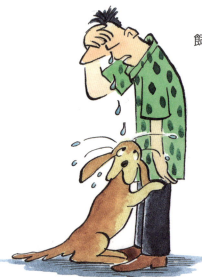

飼い主が悲嘆にくれていると、決してそばから離れない。

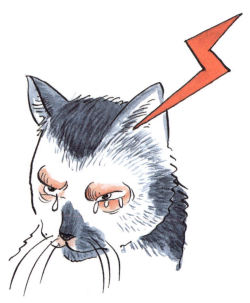

眼の腫れと赤み。瞼の筋肉の弱さ、慢性耳炎。

19 コースティカム（水酸化カリウム）Caust.

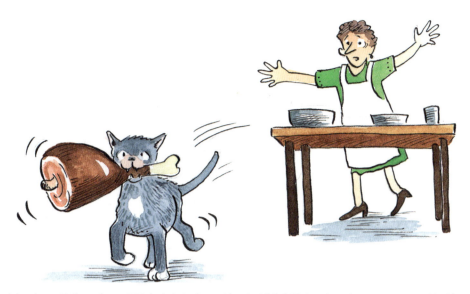

甘いものや生の肉には見向きもしないが、なぜか燻製の肉は狙いにいくほど好物。

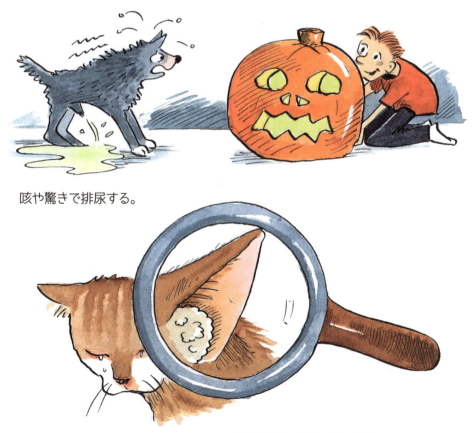

咳や驚きで排尿する。

カリフラワーのようなイボ。

20 CHAMOMILLA　*chamomilla recutina*
カモミラ（カモミール）Cham.

カモミールは畑や空き地に育つ一年草で、キク科に属する。
ホメオパシーのレメディを作る際には全草が用いられる。カモミールに含まれる苦味質グリコシドには、精神と体に対する鎮痙作用がある。作用は筋肉全体や神経、腹部の臓器および、感覚器官が過敏になり、感覚神経の激しい痛みがある。

行動
- ヴォルター氏による記述では、"カモミラはある種の矛盾を含んでいるが、生じている痛みとその苦しみの表現との間には、実際の疾患の重さとちょうど逆の関係が見られる。つまり細やかな神経を持つ根本体質の患者では、軽い疾患なのに痛みの苦しみを大きく表現し、重い疾患ではほとんど鈍麻というほどの反応を示す。カモミラは感覚神経と知覚神経に作用するが、それらは、刺激の受けやすさや痛みの感度（全く感じないことも）そしてけいれんを起こす素因（ほぼすべての臓器に広がる）が顕著な神経である。"
- ナッシュの記述によると、"怒りとイライラのレメディ"（p.1 アコナイト Acon., p.37 ブライオニア Bry., コロシンス Coloc., p.76 イグネシア Ign., p.85 ライコポディアム Lyc., p.106 ナックスボミカ Nux-v., p.136 スタフィサグリア Staph.）でもある。
- 不満のあるときには叫んだり大げさな表現で対応する。
- 矛盾する行動（特に猫）としては、極端な変わりやすさがある。突然の怒りの爆発、泣き虫、あくの強い厚かましさ、注目を要求する態度、抱っこされると抵抗するくせに抱っこをせがむなどである。
- 感覚器官への刺激に対して過敏（p.106 ナックスボミカ Nux-v., p.16 アージニット Arg-n.）、風に対する恐れ（鑑別診断：p.85 ライコポディアム Lyc. は 雨風の音を怖がる）、訪問者がいると引き下がるが注目してほしいと叫ぶ。
- 叫びをともなう落ち着かない眠り。恐怖による不随意の排尿がある。
- 家族に他の動物がいると耐えられない。嫉妬のあまり、あらゆる"汚されたもの"にマーキングするだけでは済まず、ライバルに対してためらいもなく意地悪をする。
- 過度に激しいけいれんの傾向と明らかに減少した痛みの波をともなう身体的な症状は、犬と猫では同じ程度にみられる。ひどい症状であるにもかかわらず、今いちど大わめきをあげるだけの力は残っている。

頭部
- 顔と首に皮膚発疹がある。唇の周りにはかさぶた状の炎症があり、歯肉の腫瘍、歯牙発生の強い痛みがみられる。
- 歯痛（温かいもので悪化）、生歯の期間のけいれん、赤く腫れた舌は痛みのある小水疱がみられる。
- 顔の半分はもう半分より熱く、顔の筋肉が引きつる。
- 風邪をひいた後の、あるいは扁桃炎から来る中耳炎で叫びまくる。炎症のある瞼は朝に張り付いている、瞳孔が狭くなる。

呼吸器官
- 鼻づまり。粘液の出る乾いたけいれん性の咳は、生歯あるいは興奮することによって生じる。
- 気管の笛声音とギー音。

消化器官
- 怒りや興奮から来る疝痛、エサと胆汁の嘔吐、粘り気のある緑の下痢（p.142 ソーファー Sulph.）、これらも同様に歯牙発生によって起こる。

皮膚
- 寒さとすきま風に敏感な皮膚。傷の治りが悪い。皮膚のしわの部分肛門に傷がみられる。

メスの生殖器
- 頻尿をともなう陣痛様の切迫といきみがある。子宮からの凝血の排出、落ち着きのなさ、恐怖、怒りっぽさが出産のときに起こる。弱い陣痛、硬くなった乳腺、母乳分泌の不足。

運動器
- 硬く動きの悪い前脚、リウマチ様の突発的な筋肉・腱と骨の痛みは、発熱と朦朧あるいは四肢に麻痺したような衰弱をともなう。

基調
- 基調にもレメディ同様に矛盾がある。
- 悪化：すきま風邪（しかし全般的な寒冷では悪化しない）、温暖（しかし疝痛には局所的に温めると好転する）、怒り、イライラ、夜、暗闇で、嗜好品をとった後、生歯の間。
- 好転：疝痛の場合は局所的な温かさで好転するが、耳炎やのどの痛みや歯痛にはあてはまらない。乗り物での移動や、だっこされると好転する。
- カモミラは"左側"のレメディ（p.82 ラカシス Lach.）。

20 カモミラ（カモミール） Cham.

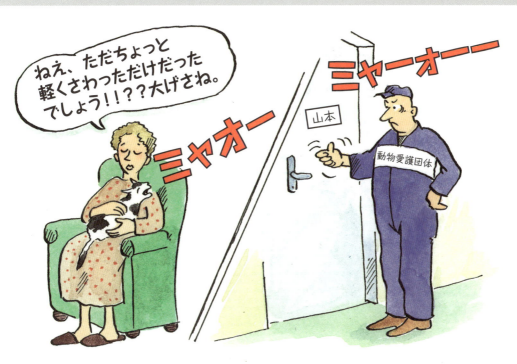

痛みが去った後も、痛みのあるような大げさすぎる反応。

歯牙発生からくる症状：鼻づまりのある鼻炎

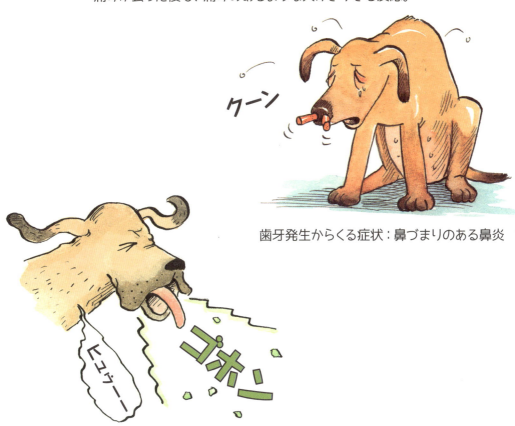

けいれん様の咳、気管のヒューヒュー音。

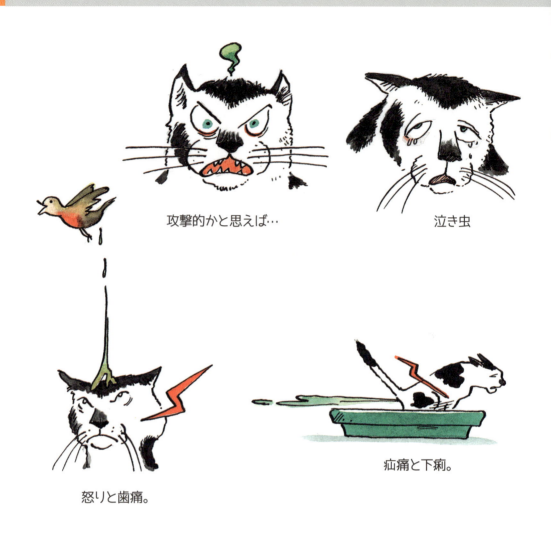

攻撃的かと思えば… 泣き虫

怒りと歯痛。 疝痛と下痢。

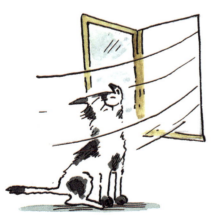

すきま風で悪化。

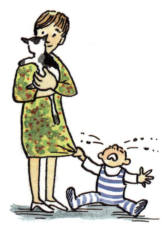

抱っこで好転。

21 CHELIDONIUM *Chelidonium majus*
チェリドニューム（クサノオウ）Chel.

クサノオウはアヘンやサンギナリア同様にケシ科に属し、生の根が薬を作るのに使用される。草の黄色い汁はその他のケシ科の植物と同じく毒性のあるアルカロイド、とりわけケリドニンを含み、薬草学ではその麻酔作用や鎮痛作用のために使用された。クサノオウのアルカロイドは、アヘンチンキに含まれるものほど作用は強くないが、それでも医師の指示なしには使用してはならないほどの強さをもつ。
"知覚神経終末の麻痺、脊髄から骨格筋、運動心臓神経節へと上がっていく麻痺、そして心臓迷走神経の末端を刺激する。"（メッツガー氏による）
気管支や胃腸の平滑筋が休息状態に置かれ、胆汁の分泌は局所的な迷走神経の効果により活発になる。
ホメオパシーのチェリドニュームのレメディは、気管支や胆管の平滑筋のけいれん、肝臓と胆のうでの胆汁の分泌抑制、あらゆる粘膜のカタル、随意筋と骨のリウマチ様の痛みに使用される。肝臓や胃、胆のうに明らかな親和性があるのも特徴である。
小動物では猫よりも、チェリドニュームのレメディ像をもつ犬に使用されることが多い。

外見と行動
- チェリドニュームの犬は、無関心で朦朧としているかのように眠そうで、力もない。その割には落ち着きがなくいらいらしている。
- 多少ふらふらしながら立ち、背中は曲がった状態で、動作に落ち着きがないにもかかわらず実は動きたくない。心臓は強く打つが脈は遅い（パイロジェン Pyrog.）。

頭　部
- 瞼は乾いた分泌物でくっついているが、特に朝に多い。強膜は汚い黄色になっている。
- 舌は黄色い舌苔がつき、両側には歯型がついている（p.94 マーキュリー Merc.）。

呼吸器官
- 肺炎、とくに右側で、肝障害と関連している。さらに、乾いたけいれん様の咳は、気管支けいれん（"胆汁の肺炎"：ヴォルター氏による）によって起こり、小さな粘液の塊を排出するための激しい咳（p.79 ケーライ カーブ Kali-c.）になる。
- 典型的には頻繁に浅くしか息を吸えない。それは呼吸困難があるのと吐き気によるものであろう。

消化器官
- 多くのケースは胆汁の分泌がうまくいっていないために、病状が始まってすぐ明らかな黄疸が現れる。強膜は灰色がかった黄色になり、肝臓は肥大し、肝臓の圧点は少し触れただけで圧痛がする。特に肩甲骨下角。漿液の流出が現れることもある。
- 急性あるいは慢性の肝炎。
- チェリドニュームの患者は肉（p.85 ライコポディアム Lyc.）やチーズを嫌悪し、脂っぽい食べ物は合わない（p.106 ナックスボミカ Nux-v., p.124 ポースティーラ Puls.）。
- エサが温かくないと吐いてしまう。嘔吐物は黄色い。
- 病状の初期には便秘気味だが、その後、大腸の蠕動運動の増加によって黄色い水っぽい便になるか、下痢をともなう疝痛となかなか排便できない便秘（p.109 オピウム Op.、プランバン Plb.）とが交互する。
- 疝痛がある場合、胆のうの疝痛である。腹ばいになって横たわる（p.124 ポースティーラ Puls.）。

原　因
- 合わない食べ物を与えられたり、脂っぽいものを食べること（p.106 ナックスボミカ Nux-v.）。

基　調
- 悪化：天気の変化（p.94 マーキュリー Merc.）、寒い荒れた天気、発汗、動作、咳、接触、16時以降（p.85 ライコポディアム Lyc.）、朝起床後に。
- 好転：圧迫（p.37 ブライオニア Bry.）、腹ばい、暖かいエサを食べること、湯（p.22 アーセニカム Ars.）、暖かい部屋で。
- 症状は通常右側にでる（p.85 ライコポディアム Lyc., サンギナリア Sang.）。

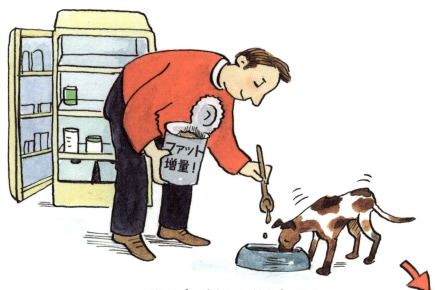

脂っぽい冷たいエサを食べると、

疝痛と嘔吐（黄色）。

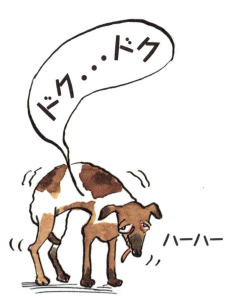

急性状態：千鳥足、鼓動は強く遅く、
吸気が短い

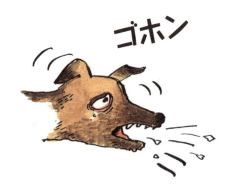

頭部：瞼の症状、歯型の付いた舌、
けいれん様の咳と痰の塊

21 チェリドニューム（クサノオウ）Chel.

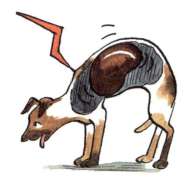

肝臓肥大、肩甲骨の痛み。

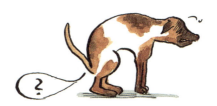

こうだったり…

最初は便秘…

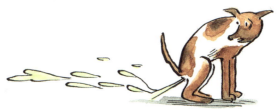

こうだったり

あとで下痢。

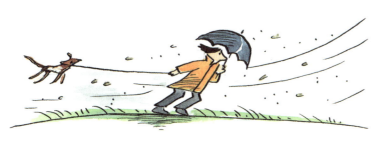

寒い荒い天気で悪化。

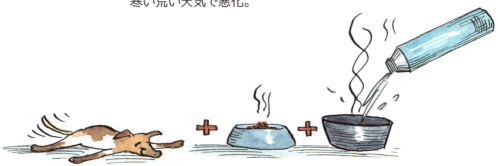

腹ばい、温かいエサ、湯で好転。

22 CONIUM *Conium maculatum*
コナイアム（ドクニンジン）Con.

ドクニンジンはセリ科に属し、毒性のある植物である。レメディは犬と猫（特にメス）に使用される。

病態生理学、毒性
- 毒性を持つ成分であるコニインとコニセインは皮膚や粘膜から容易に吸収され、脊髄と延髄に作用する。
- 作用する部位は、粘膜やリンパ節、腺（軽い炎症をともない腫れて、その後に現れる萎縮）、そして生殖器である。その他、中枢神経と脊髄、特に延髄と髄質中心に作用する。神経節や神経筋接合部の運動神経末端を麻痺させる。
- コナイアムは長期にわたって深く作用する抗疥癬レメディである。
- コキュラス（Cocc.）やバリユータ（Bar.）あるいはジンカム（Zinc.）のように、コナイアムは典型的な"脊髄のレメディ"である。
- プラトンによるソクラテスの死に関する記述では、ソクラテスはドクニンジンの杯を飲み、めまい、筋肉の震え、唾液の分泌、流涙と上行性の麻痺が現れ、最後は横隔膜と呼吸中枢の麻痺によって死に至ったことが知られている。

行　動
- 痩せて老いた、あるいは実際より老けて見え、筋肉と組織が張った犬猫に（鑑別診断：プランバン Plb.）。少し神経過敏か（しかし p.34 ベラドンナ Bell.や p.73 ハイオサイマス Hyos. あるいは p.139 ストラモニューム Stram. のように乱暴とまではならず）、怖がりで受動的、無関心。
- 心身の衰弱を周りへの無関心によって示し、場合によっては歩行ができないか、できてもふらつく。
- たくさんのエサをドカ食いした後、何日にもわたる断食。この過程はコナイアムそのものの作用と同様に、ゆっくりと進行する（鑑別診断：p.67 ジェルセミューム Gels.やプランバン Plb. はさらにゆっくりとしたレメディ）。
- ひとりでいることを怖がる一方で、誰かがいると不機嫌な反応を示す（p.85 ライコポディアム Lyc., p.79 ケーライ カーブ Kali-c.）。
- 典型的なのはある種の症状の周期性、例えば2週間おきに疲れがどっとでるなど。

頭　部
- 瞼の麻痺が散瞳や斜視を引き起こす。
- 頭の向きを変える際のめまい、特に横に振り向くときに適応できない。
- 酷い流涙をともなう羞明と眼瞼下垂（p.67 ジェルセミューム Gels.）。
- 病理が進むと舌の麻痺がおこるか、舌がんになる。
- 腺組織の結節様の変性をともなう耳下腺炎。

消化器官
- 食道の筋肉の麻痺による嚥下困難がみられる。
- 痛みをともなう平滑筋のけいれん、食道と胃腸のけいれん、頻繁な便意の割にはいきめず排便することができない。排便できた場合には、下痢様か硬いかのどちらか。

泌尿器官と生殖器官
- 老いた動物では、膀胱の麻痺による失禁がある。
- オス犬の場合、性欲亢進がまず起こり、その後盛りのついたメスにも全く無関心になる。場合によってはがん化傾向のある睾丸の硬化、前立腺の硬化もみられる。
- メス犬の場合、断乳後あるいは発情期間の朦朧状態とめまい。授乳中の虚脱、子癇、肥大して硬化した卵巣、帯下がある。
- 授乳後のあるいは外傷の後の結節性の乳腺症（右側。鑑別診断：p.133 シリカ Sil. は左側）は、痛みをともなう腫れがある（ベリスペレニス Bell-p.）。

運動器
- 協調運動障害、運動失調症、少しの労作で疲れる。
- 震えが現れた後、歩行困難が始まり、反射神経は上昇、感受性の強さは維持する。その後の過程では、足から上昇する麻痺で足を引きずり、感覚は減少し反射神経は弱まる。その後は震えも筋肉のけいれんもなくなる。
- シェパードの変性性脊髄症では、後ろ足の衰弱がある（p.67 ジェルセミューム Gels.）。
- 単一の臓器あるいは臓器組織において、麻痺と感覚過敏が隣り合わせ。顕著なのは、筋肉が委縮していないこと。肉球は非常に冷たい。
- 大腸と膀胱の麻痺をともなう椎間板症、後ろ足の上行性麻痺がある。

基　調
- 悪化：交尾、夜、朝目覚めた後、睡眠、寒冷、心身の負担、休息、食べることで。
- 好転：断食、暗闇、動作、四肢の圧迫とだらりと垂らしておくことで。

22 コナイアム（ドクニンジン）Con.

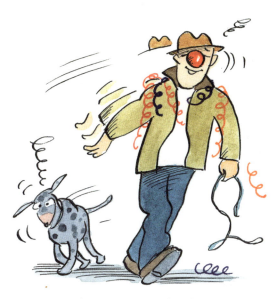

千鳥足、あるいは歩けない。

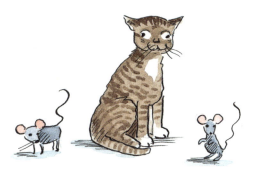

斜視、めまい、特に横に振り向くとダメ。

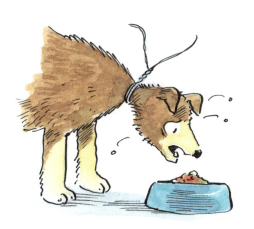

飲み込めない。エサが食道を通らない。

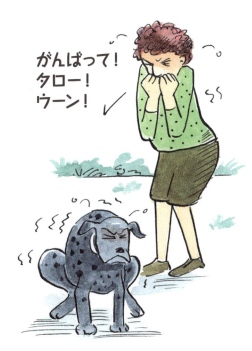

うまくいきめず排便できない。

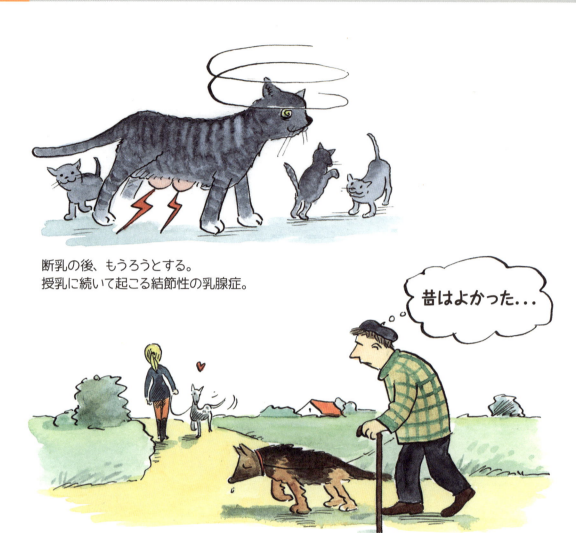

断乳の後、もうろうとする。
授乳に続いて起こる結節性の乳腺症。

オス犬は最初は性欲亢進だが、
後には、盛りのついたメス犬にもあらゆる興味が失せる。

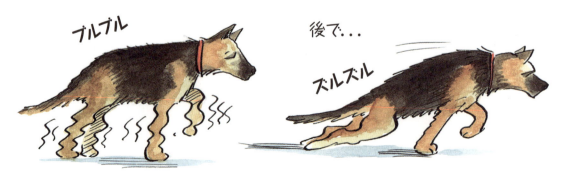

衰弱と震えに始まり、上昇する麻痺で後ろ足を引きずる。

23 GELSEMIUM *Gelsemium Sempervirens*
ジェルセミューム（カロライナジャスミン） Gels.

カロライナジャスミンは河岸に生育する植物で、北米と中米に見られる。アルカロイドであるゲルセミン、ゲルセミシン、センペルビリンを含有し、脳と脊髄にストリキニーネやクラーレ様の作用を持つ（p.106 ナックスボミカ Nux-v., p.76 イグネシア Ign.）。

毒　性
- まず全般的な疲労が、不随意筋の麻痺をともない起こる。不随意の動作は維持され精神ははっきりしている。
- 後に、不随意筋の部分的な麻痺がおこり、括約筋から始まり呼吸筋、そして最後は心臓へと進む。

> **注意:** 重要な"震えのレメディ"で、キーノート（ホメオパシー的に特徴的なレメディの症状）は衰弱とその結果生じる症状である。

- 衰弱は心身面でも起こり、筋肉の弱さや虚脱、震戦、体中の痛み、朦朧、眠気、脱力状態となる。犬と猫は麻痺したような態度をとる。
- 驚きと恐怖で下痢、動悸や不整脈をともなう神経性の心臓の症状、あるいはぼーっとして虚脱状態の疲労がみられる。

> **注意：** 典型的なのは、暖かい天気、特に寒冷から突然温暖に変わった場合に症状がでること。

行　動
- ナーバスで神経過敏。触られることや精神的な刺激に過敏で、これが身体的な症状を引き起こす（犬と猫）。
- 物静かでおとなしい"シャイ"な動物は、規則正しい生活を必要とする（p.76 イグネシア Ign.）。
- プレッシャーを与えなくても問題なく学習する。しかし、試験の前やナーバスで気の短い飼い主の元では、持っている能力を発揮できず、緊張と興奮のあまり震えだしたり胃腸の問題が起こったりする。
- 予期しない外部からの刺激に対して過敏に反応し、怒りっぽくなるか、反応が希薄になり弱さで震える。
- クリニックでは常に震え、あらゆる音や検眼鏡の光、室内のあらゆる動きに対してヒステリックに反応する。
- 臆病で怖がりなのに別れに対する恐怖はなく、こもるのが好きである。

消化器官
- 口の粘膜は乾燥しているが、だいたいにおいて喉は渇かない。
- 定期的に、興奮するような出来事に続いて水っぽい下痢をする（鑑別診断：p.16 アージニット Arg-n. 出来事の前に）。それは鼓腸と放屁で始まるのでそれとわかるが、排便は不随意に起こる。

粘　膜
- 典型的なジェルセミュームの風邪は、急に気温が上がった時に現れる。流涙、鼻水、薄い水様の刺激のある鼻汁で鼻がヒリヒリする。ボーっとして食欲もなく喉も乾かない。動きたくない。体温は上昇するが 39.8 度は超えない。嚥下困難、喉頭炎、咽頭炎、乾いた咳、声枯れあるいは失声症、虚脱がみられる。
- ケンネルコフ（犬伝染性気管気管支炎）にも合う。

眼
- 眼瞼下垂と外眼筋の弱さ。遠近調節能力が遅いため、見知らぬ場所では最初ぼーっとして方向感覚がなさそうに見える。

泌尿器官と生殖器官
- 水のように薄い尿が大量に出る。興奮や恐怖で不随意に排尿する。
- オス犬は性欲亢進がよくある。家庭内での立場が全く明確にされていない場合や低い地位にいる場合、あらゆる場所に上がろうとするので困る。これはオス犬が、発情したメス犬をかぎつけた時点ですぐにそうなる。特にあてもなく長い距離の散歩にでることに対しては、体力がないか怖がりのためにほぼ不可能である。
- メス犬は長い発情周期をもち、盛りの程度も弱い。妊娠すると涙もろくなるが、ポースティーラ（p.124 Puls.）とは違って慰めや誰かに一緒にいてもらいたいという気はない。分娩では非常に怖がりで異常に興奮している。出産にかかる時間もやたら長い。

運動器
- 頸椎部分と仙腸関節にブロックがあり、典型的な筋肉の震え（p.106 ナックスボミカ Nux-v.）と接触に対する敏感さがある。これらは興奮するような出来事の後で現れる。

基　調
- 悪化:怒り、興奮、恐怖、太陽、暑さ、暖かい風で。
- 好転：外気、継続する動き、大量の排尿で。

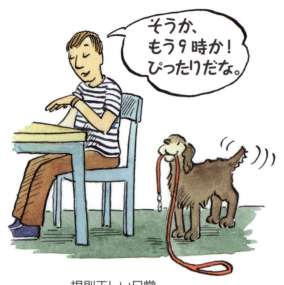

規則正しい日常。

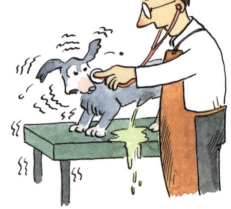

ナーバスで神経過敏なため異常な興奮と震え。

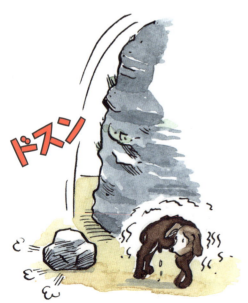

予期せぬ出来事にはとっさに反応せず怖がるか…

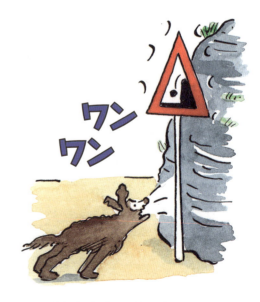

さもなくば…怒りまくる。

23 ジェルセミューム（カロライナジャスミン）Gels.

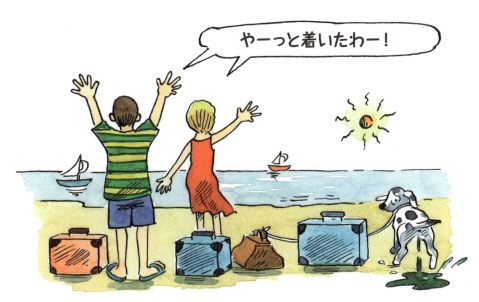

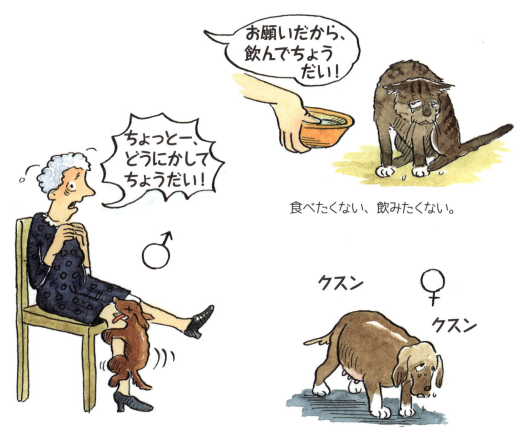

24 HEPAR SULPH.　*Hepar sulphuris calcareum*
ヘパ ソーファ（硫化カルシウム）Hep.

硫化カルシウムは、牡蠣殻の内側の白い部分と硫黄華を同量、閉じた容器の中で白熱するまで熱して作られる。その際には、硫化水素が発生する。硫黄の化膿しやすい傾向と、カルシウムのリンパ腺や皮膚と粘膜の滲出性の傾向とをあわせ持つ（メッツガー氏による）。熱のレメディとしては、ヘパソーファは急性で熱をもった局所的な化膿に使用される。炎症初期のレメディではなく、ベラドンナ（p.34 Bell.）やマーキュリー（p.94 Merc.）に続くが、敗血症のレメディ（p.82 ラカシス Lach. あるいはパイロジェン Pyrog.）の前に与える。犬と猫に使用される（特に噛み傷）。

外見と行動
- 慌ただしく、無関心、診察台では弱さのために震え、無愛想。
- 近づくものに対してや診察では特に過敏に反応する。低くなった痛覚閾値のためである（p.19 アーニカ Arn., p.37 ブライオニア Bry.）。傷を消毒する際などには、激しく抵抗する。
- 痛みのある部分は病気の部分のみ（鑑別診断：ユーパトリューム Eup. や p.67 ジェルセミューム Gels. は全身が痛みに敏感）。
- 寒さに対して極度に敏感。"寒さの刺激に順応する能力を失っている"（メッツガー氏による）。

頭部
- 化膿した結膜炎と眼瞼炎、瞼の縁にかさぶたになった小さな潰瘍、すきま風や冷たい風によって引き起こされる（p.1 アコナイト Acon.）。化膿し始めの痛みをともなう麦粒腫。
- 出血した唇の湿疹あるいは短頭種の犬の間擦疹。チーズ様のべとべとした臭いかさぶた（きれいにさせてくれない）、微熱と典型的な痛みの反応がある。
- 化膿した急性の痛みをともなう外耳炎あるいは中耳炎、黄色から緑がかったチーズ臭い分泌物、反復性の耳炎（初期のレメディとして）に合う。

呼吸器官
- 長引く、繰り返す呼吸器官のカタルは濃い粘液をともない、高熱が出る。ちょっとの冷えから起こる。
- 副鼻腔炎と鼻づまりのため口呼吸になる。屋外では寒さや冷たい風で呼吸困難が悪化し、暖かい室内では呼吸は楽になる。
- 猫の鼻風邪の症状。出血のある鼻鏡のかさぶたが傷を覆っている。化膿性の分泌物は古いチーズの臭いがする。
- ラッセル音や笛声音のある咳が、冷えた後に現れる（鑑別診断：p.115 フォスフォラス Phos. は乾いた咳）。場合によっては、ひどい熱と食欲不振をともなう肺炎となる。

皮膚
☑ **重要：** ヘパソーファの患者ははるか遠くからでもわかる。チーズの酸っぱい臭いのため、頻繁に窓を開けて空気を入れ替えなくてはならない。

- 治りにくい傷。熱があるときでも寒がるが、悪寒はなし。
- べとべとしたかさぶたの下で化膿し始めるホットスポット的な部位は、毛と分泌物がくっついて固まる。こうなると、傷の消毒は痛みのために麻酔をかけて行う必要がある。
- せつ、毛包炎、瘻、炎症を起こしたアテローム。
- 噛み傷や切り傷が包のうに包まれて治りにくい傾向（鑑別診断：p.133 シリカ Sil., p.136 スタフィサグリア Staph.）。
- ヘパソーファは二相性のレメディで低いポーテンシー（3X）では膿瘍の進行を促進し、10X 以上では吸収を促す。ただ膿瘍がどの段階にあるかを知るのは容易ではない。
- 見て明らかな膿瘍では、吸収はほぼ不可能である。外への排泄が始まっているからである。ヘパソーファ 3X は、3 日以内にこのプロセスを助ける働きを見せるはずである。そうでなければ低いポーテンシーのヘパソーファはもう必要ない。
- 明らかに新しい傷では、10X から 15X を用いて膿瘍化するのを防ぐことができる。その場合、吸収が可能である。

生殖器官
- 急性の強い痛みをともない膿瘍化の始まった乳腺炎。痛みのない腫れと黄色の濃い膿のある慢性の乳腺炎に合う。
- 高熱や微熱をともなう、化膿してひどく痛む睾丸の湿疹（クロトンティグ Croton tiglium、メザリューム Mezereum）。

運動器
- 痛みのあるひょう疽（閉じている）は、微熱をともなう。異物が刺さって生じることが多い（鑑別診断：p.136 スタフィサグリア Staph., p.133 シリカ Sil., タレンチュラ キューバ Tarent-c.）。

基調
- 悪化：朝、晴天の乾燥した天気、圧迫、接触、すきま風で。
- 好転：雨（p.55 コースティカム Caust.）、湿った暖かさ、温湿布で。
- 比較レメディ：シリカ（p.133 Sil.）、ミリスティカ（Myris.）、マーキュリー（p.94 Merc.）、カルクフォス（Calc-f.）、コースティカム（p.55 Caust.）

24 ヘパ ソーファ（硫化カルシウム）Hep.

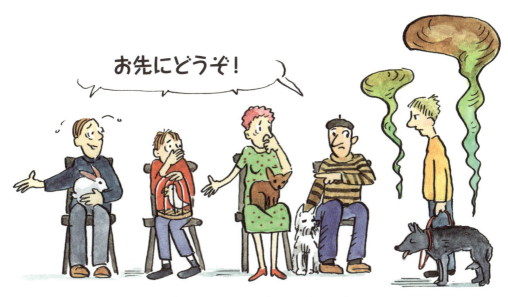

同じ場所にいたくないほどの悪臭。

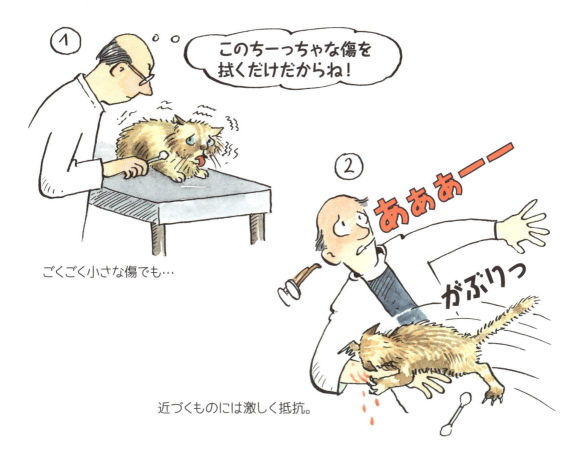

ごくごく小さな傷でも…

近づくものには激しく抵抗。

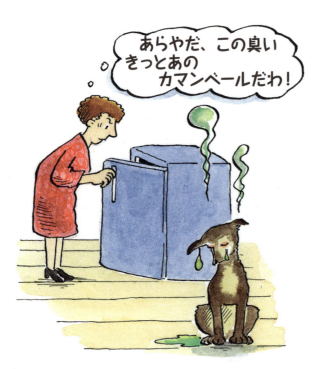

チーズ臭のする分泌物をともなう耳炎。

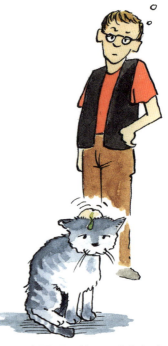

鼻風邪、焼けるような瞼、かさぶたになったこぶ。

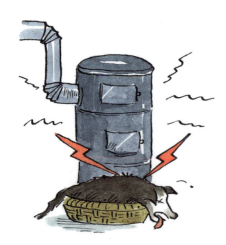

特に朝、乾燥した温かい室内の空気で悪化。

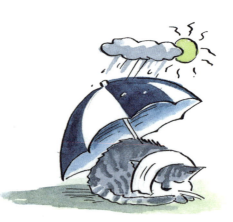

湿った暖かさと湿布で好転。

25 HYOSCYAMUS　*Hyoscyamus niger*
ハイオサイマス（ヒヨス）Hyos.

ヒヨスはベラドンナ（p.34 Bell.）やストラモニューム（p.139 Stram.）と同様にナス科の植物に属し、特に神経に作用する。マザーチンクチャーを作るには、摘んだすぐの開花した時期のものを使用する。

毒　性
- ヒヨスに含まれるヒヨスチアミンは筋肉の震えをともなう興奮状態、神経過敏、けいれん、そして幻覚を引き起こし、スコポラミンには緩和する作用がある。ハイオサイマスの興奮状態は、高い割合で含まれるスコポラミンによって、ベラドンナ（p.34 Bell.）やストラモニューム（p.139 Stram.）ほどの中毒症状を示さない。
- 犬と猫では、高い興奮状態をともなうハイオサイマスの徴候と、同時に全体的な衰弱そして随意筋と不随意筋のけいれんを示す。場合によっては不随意の排尿や排便も見られる。この興奮状態は、感覚鈍麻や傾眠と交互し、ハイオサイマス状態の患者はエサも摂れないほど衰弱している。

行　動
- 落ち着かない、怖がり、疑い深い、忍従的（服従行動として排尿する場合もある）
- 驚き、不適切なハンドリング、慌ただしさ、隅っこに追いやられた気持ちの後で、突然ヒステリーに叫び声をあげたり非常な速さで噛みついたりする。
- 一人でいることを嫌がる、恐怖や興奮で寝床に失禁する（鑑別診断：p.139 ストラモニューム Stram. 寝床で失禁しない）
- 猫は怖がりで、落ち着いて横たわっている時も、背中に沿った筋肉や顔や四肢のピクピクとした引きつり（p.76 イグネシア Ign.）がよく見られる。
- 常同行動の傾向があり、せっせと毛布や体の同じ部分の毛づくろいをしたり、あるいはかじったりする。（アガリカス Agar., p.76 イグネシア Ign., タレンチュラ Tarent.）
- 非常に嫉妬深く（p.82 ラカシス Lach.）、動物や水を恐れる。（リシン Lyss., p.139 ストラモニューム Stram.）
- 散歩で仲間に出会った時には、逃げ出すというよりむしろ喧嘩が挑発される。

頭　部
- 光に敏感で（p.34 ベラドンナ Bell., p.1 アコナイト Acon., p.139 ストラモニューム Stram.）、瞳孔が拡大する。焦点を合わせずじっと見つめる。結膜赤くあるいは青みがかって乾燥している。
- 赤く乾燥し、ひびの入った舌。

中枢神経系
- てんかん発作、それはだいたい最初にめまいと叫びをともなうよろめきで始まり（シキュータ Cic.）、その後、強直性間代性のけいれんとなる。触られると噛みつき、排尿や排便したりする。きっかけはストレス（驚き）、咳の発作、あるいは性的興奮状態。

呼吸器
- けいれん性の乾いた（p.115 フォスフォラス Phos.）窒息しそうなむず痒い咳は、夜にあるいは横たわると悪化し（ドロセラ Dros.）睡眠から覚めてしまう。
- 舌と喉は非常に乾燥しており、飲み込むことができない（シキュータ Cic.）。特に、液体を飲みこむことが困難（p.115 フォスフォラス Phos.）。飲み物や食べ物で咳の発作が起こり、それがけいれんやひきつけに変わることもある。乾燥した強い咳は興奮しても起こる。（p.58 カモミラ Cham.）
- 咳は横たわるとすぐに始まり（ドロセラ Dros.）起き上がらなければならなくなる。

消化器官
- しゃっくり、特に腹部の手術の後で。けいれん、疝痛、下痢。けいれんとしゃっくりがあると甲高い声で叫び、その時排便する。その便は不随意に出ることもあり、興奮や嫉妬によって起こる。

泌尿器官と生殖器官
- 膀胱をコントロールできず、不随意に排尿する（p.55 コースティカム Caust.）。あるいは膀胱のけいれんで排尿できなくなる。
- オス犬は性欲が亢進。全般的に興奮状態にあるので、家族や仲間に対して嫉妬したり、ひっきりなしに排尿したり疲れ果てるまで自慰行為をするが、それが飼い主にとって耐えられないほどまでになる。メスはニンフォマニア（色情症）となる。
- メス犬は偽妊娠時にヒステリーでめそめそし、興奮が激しいと寝床に排尿する。
- 去勢された猫もされていない猫も両性ともに、嫉妬から、その対象となる相手（人間も動物も）の所有を示すマーキングをするが、隠れてではなくこれ見よがしに示す。（p.100 ネイチュミュア Nat-m.）

基　調
- 悪化：驚き、恐れや嫉妬など感情の興奮、冷たさ、接触、夜に、横たわること、エサを食べることから。
- 好転：前かがみになること、立ち上がること、暖かさから。

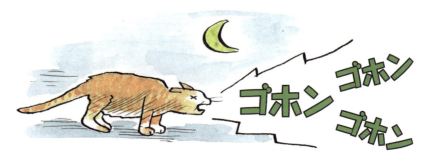

強い、乾いた咳で眠りから覚める。

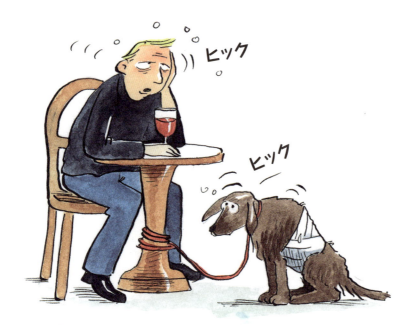

しゃっくり、特に手術の後で。

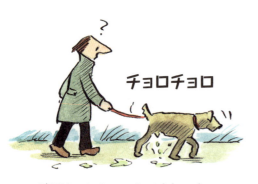

膀胱をコントロールできないか…

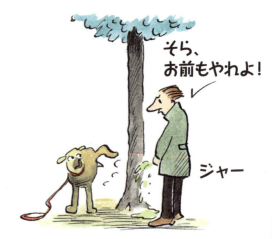

排尿できない。

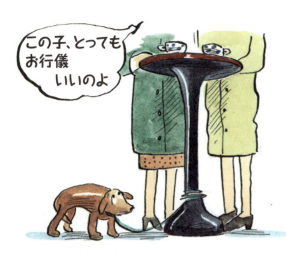

従属的な態度…

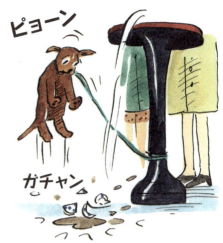

だが、飼い主がそそうをしたりすると…

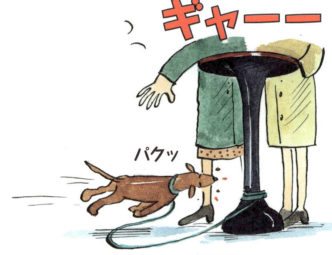

突然かみつく。

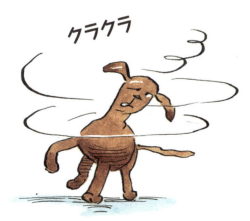

最初のふらつきの後…

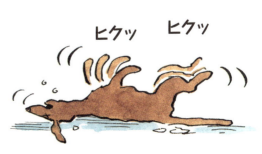

てんかん発作。

26 IGNATIA *Ignatia amara*
イグネシア（イグナチア豆）Ign.

ストリキノス・イグナティはナックスボミカ（p.106 Nux-v.）やジェルセミューム（p.67 Gels.）、スパイジーリア（Spig.）同様にマチン科の植物である。ホメオパシーのレメディは、この種子を乾燥させ細かく砕いたものから作られる。

病態生理学、毒性
- イグネシアのストリキニーネ含有率はナックスボミカ（p.106 Nux-v.）よりも高い。
- 機能調整が障害を受けることで、心身において逆説的な反応をもたらす。感覚過敏、筋肉の緊張傾向、テタニーをともなうけいれん、震え、単収縮、間代性けいれんなどである。
- 犬猫ともに（メスが多い）使用される。

行動
- 非常に移り変わりやすく矛盾した行動（p.124 - ポースティーラ Puls.、p.58 カモミラ Cham.）。全体的にみれば親切で愛情深いが、時には1時間ごとに気分が変わることもある。怖がりで控えめ、人なつこくすり寄ってくるかと思えば、突然激しく爆発したりする。
- 精神安定のための前提として、規則正しい日常がある。
- "ホームシック"に対する重要なレメディのひとつ（p.112 フォサック Ph-ac.、カプシカム Caps.）。近い人を失ったりペットホテルに預けられたりすることによって、エサや優しく世話されることを拒むようになる。早くに母犬を亡くした子犬も、嘆いたり悲しそうにないたりする。そして優しくなでてもおとなしくならない。
- 慰めではよくならず、かえって症状を悪化させる。
- 飼い主への親密な結びつきのため、新しく加わった家族に対して非常な嫉妬を抱く。とくに猫では引きこもって腹部の毛が抜けてしまうほどなめたりする反応が見られる。犬は毎日必ず散歩に行かなければならず、家では自分の場所に引きこもり、足先を毛が抜けるほどなめる（p.136 スタフィサグリア Staph.）。
- 診察台では、緊張しており触ると叫んだり嘆くように鳴いたり、あるいは突然噛みついたり叩いたりする。
- 飼い主に対しては、すぐに気分を害しやすく、後まで引きずる。例えば、飼い主が休暇から帰宅したときなどは、何日も寝床に引きこもったりする。

呼吸器官
- 感覚の全般的な過敏さがある。とくにアルコール、香水、ヘアスプレーなどの臭いに対して。反応としては、くしゃみしたりその場から逃げたり、あるいは呼吸困難をともなう呼吸筋のけいれんなどがある。呼吸困難は激しく興奮することからも起こる。

神経系、筋肉
- 横紋筋は緊張の増加を示す。この緊張により、チックやけいれんがとくに顔や脊椎に沿って起こり、皮膚の過敏症をともなう。とくに猫は優しくなでられただけでも非常な速さで殴りかかることがある。これに対し、一定の圧迫ではこのような拒否反応は見られない。
- イグネシアの動物は、悲しみや興奮の後でけいれん発作をおこす傾向がある。眠っている時には足先や脚全体がピクピク引きつる。

消化器官
- エサのとり方や消化については矛盾がみられる。全く何も食べないか、3種類のエサを与えてもそれらには手を付けず、4つ目を要求する。
- 消化できないもの、例えばティッシュや革手袋などが散歩の途中で落ちていると、退屈しのぎに飲み込んだりするのだが、例外なく体はそれを受けつける。
- 肥満傾向。悲しみや興奮（の後）で、嘔吐や消化の問題が起こる。変化についていけないため、エサが変わるのを嫌がる。

泌尿器官と生殖器官
- メス犬では、去勢の後に不随意の排尿をともなう失禁がある。
- 通常より長い無発情期間（典型的には9-11か月間）。
- わずかな分泌物。発情終了時の引きこもり的な態度。偽妊娠時のうつ状態。"ヒステリーな"防御反応が、近づいてくるものに対し、また腹部のけいれん時にみられる。
- 偽妊娠はまれにしか起こらない。授乳中の母親動物では、興奮すると母乳が出なくなる。
- オスでは、去勢後にイグネシアの状態が現れることがよくある。去勢されていないオスは性欲過剰気味だが、"本番"の場合には機能しない。これは症状の変わりやすさによるもので、交尾行動は精神的なものに非常に左右される。

基調
- 悪化：同じ時間や曜日に、朝に、戸外で、接触、慰め、外からの暖かさで。
- 好転：ひとりでいること、圧迫、エサをとること、歩くことで。

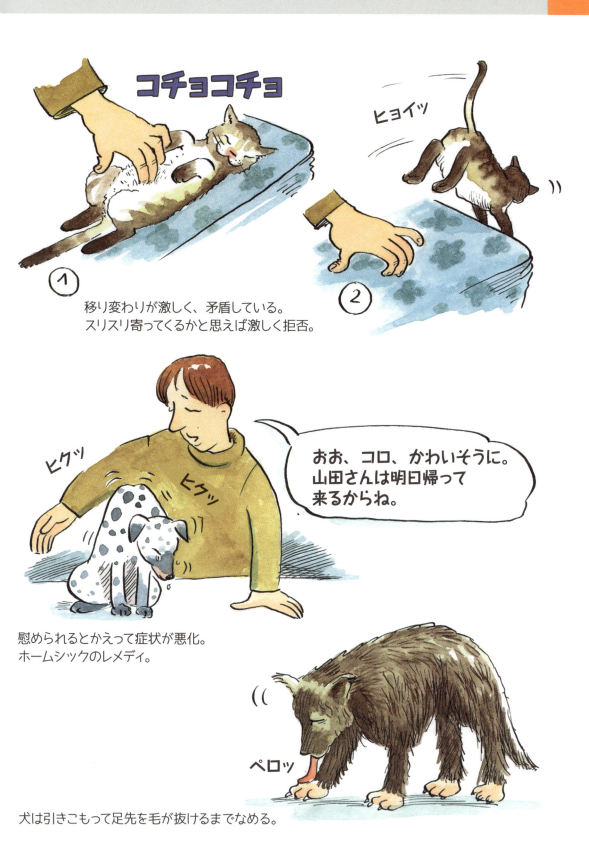

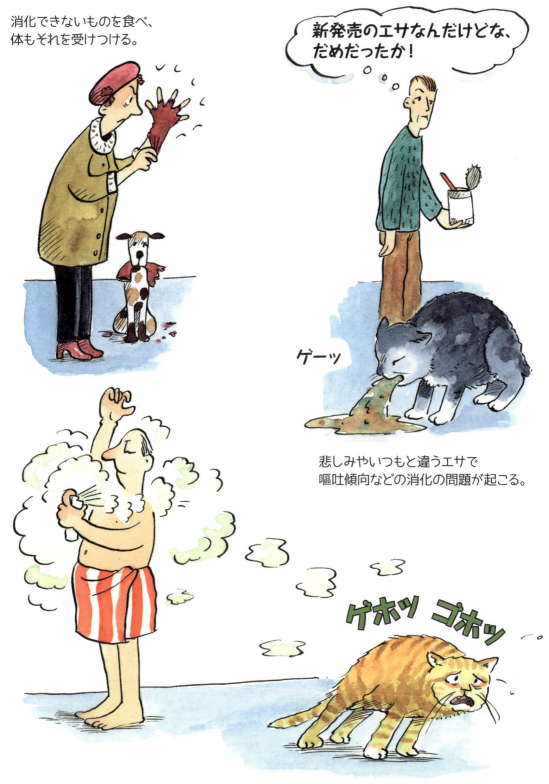

27 KALI. CARB. *Kalium carbonicum*
ケーライ カーブ（炭酸カリウム）Kali-c.

炭酸カリウム（K_2CO_3）は、無色の水溶性の粉末で酒石を燃焼させることによって得られる。アルカリ性で刺激の強い辛味がある。

病態生理学、毒性
- カリウムは主に細胞内に存在し、ナトリウムとともに浸透圧を調整する。迷走神経に作用し、拮抗剤としてカルシウムとともに副交感神経に影響する。
- 毒性としては、少量の炭酸カリウム原物質を長期間摂取することで、白血球増加症や赤血球減少症を招き、その後浮腫みを生じる。
- カリウム系のレメディのもつ弱さは、とくにケーライカーブに明らかだ。とりわけ関係が深いのは心筋、四肢や子宮や背中の筋肉、腱や関節や腰椎の繊維性の組織である。

外見と行動
- 生命力に欠け、寒がりですきま風に敏感。ケーライカーブの症状像は、どちらかと言うと歳をとって肥満気味のブクッとした犬猫に見られ、彼らは細い脚で跛行性のだらりとした歩き方をする。心臓の問題に関係するうっ滞の症状を呈する。
- 眠い。怒りっぽい。音や接触、痛みに敏感。症状は忍び寄るようにゆっくり進行し、痛みに対する反応を突然見せるので、飼い主は非常に驚く。
- ひとりでいるのを好まないにもかかわらず、音楽を嫌悪するため部屋から出ていく。（p.1 アコナイト Acon., p.130 シイピア Sep., デジタリス Dig., グラファイト Graph., p.106 ナックスボミカ Nux-v.）。
- 衰弱していながらも強情で意地っ張り。命令を無視し、従わないことによって少しずつ自分の地位を上げようとする。何かを禁止されたり、飼い主が"従わない"場合、うなったり脅すように鼻にしわを寄せる。ほかの犬はたちまち脅される。
- 予測可能な環境を必要とし、変化やサプライズのないいつもと同じ日常を好む（怖がりな性格）。
- 訓練にはまじめに取り組むが、疲れやすく成果や服従の度合いにむらがある。試験の前に興奮がひどくなって緊張する。いつもの訓練と同じ流れのときだけ、成果が出せる。
- 暗闇への恐怖。

頭部
- 上下瞼の浮腫（鑑別診断：p.115 フォスフォラス Phos.下瞼）。きみどり色の分泌物のある鼻づまり。
- 多量の唾液が睡眠中にも出る。不随意に出るか、あるいは歯肉炎のため。

消化器官
- 甘いものと塩辛いものを欲する。エサを一回で食べてしまうことができない（チャイナ Chin., p.85 ライコポディアム Lyc., p.118 プラティナ Plat.）ので、間隔をおきつつ少量ずつ何度も食べる。
- 膨張し、圧痛のする胃。吐き気による頻繁なあくび、あるいは嘔吐。
- 下痢あるいは便秘と臭い鼓腸。排便に時間がかかる（p.106 ナックスボミカ Nux-v.）。発情期や出産後には消化の問題が大きくなる。

心臓、循環、呼吸
- 脈は小さく速く、柔らかい。消化の障害のあるときや心不全の場合には往々にして脈が飛ぶ。
- 午前3時ごろ、強い乾いた咳が出る。わずかな痰をともない、これは飲み込むことが多い。
- レントゲン撮影では、心肥大、肺のうっ血から肺水腫までがみられ、心拍が弱い。
- 腹水をともなう深刻な状態、危急の心不全。心臓の弱さと体液貯留あるいは喘息発作による呼吸困難がみられる。あらゆる動作で症状が悪化する。
- 幼いうちは肺炎にかかりやすい傾向。

生殖器官
- 遅すぎる発情期。十分に発情するが長すぎる。刺激性の分泌物がある。同時に下痢が起こることも。子宮のアトニー（筋肉の緊張がない状態）では流産する傾向、あるいは胎盤停留。
- 出産後の症状が長引き、それ以来の不調（Never well since...）。

運動器
- 腰のゆがみをともなう背中と四肢の弱さ。けいれん、のちに麻痺症状。

基　調
- 悪化：冷たい風、すきま風、冷たい水、温まること、無理をすることで、午前4時、出産後に。
- 好転：暖かさ、日中、戸外、動作で。

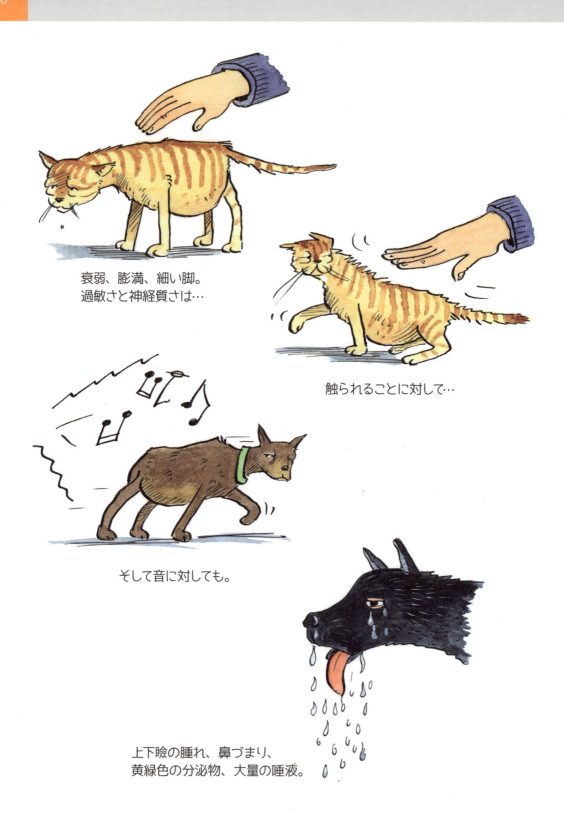

27 ケーライ カーブ（炭酸カリウム）Kali-c.

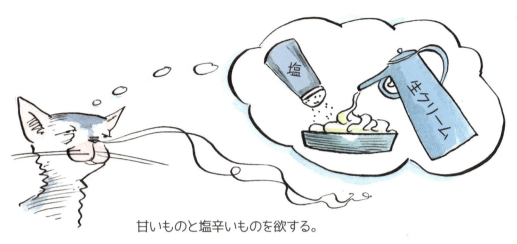

甘いものと塩辛いものを欲する。

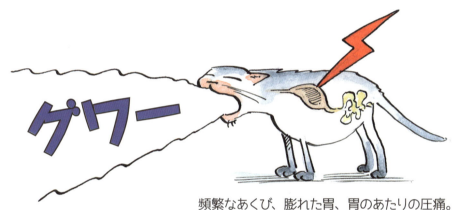

頻繁なあくび、膨れた胃、胃のあたりの圧痛。

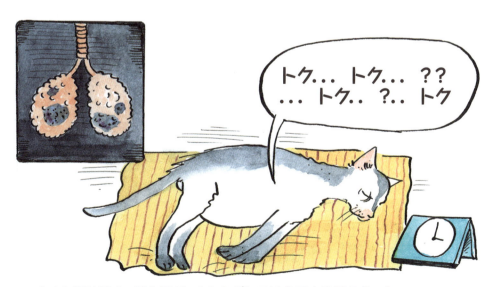

小さな脈は速く、時々飛ぶ。レントゲンでは心肥大や肺のうっ血、肺水腫が見られる。あらゆる動きで悪化するほど衰弱している。

28 LACHESIS *Lachesis muta*
ラカシス（ブッシュマスター）Lach.

ブッシュマスター・スネークの毒は唾液が変化したもので、その唾液は噛みついた際に、下あごの両方の牙から注入される。その毒は、トリプシンに似た消化作用をもち、局部の炎症と壊疽をともなう。
病状は急性に進行し高熱がともなうこともある。小さな脈は速く弱い、あるいは浅い。

毒 性
- この毒はプロテイナーゼとホスホリパーゼを含み、主に脊髄、心臓、血液、呼吸器や循環器に作用を及ぼす。
- プロテイナーゼにはタンパク質分解、凝固、溶血、細胞障害、神経毒の作用がある。ブラジキニンの産生により急激に低血圧が起こり虚脱の傾向がある。
- ホスホリパーゼには細胞膜溶解作用があり、とくに赤血球（溶血から黄疸まで）と白血球（白血球減少症、無顆粒細胞症、壊疽をともなう治癒力不足）の細胞膜に影響する。
- ブッシュマスターはこの毒を消化に用いるため、全身性の作用としては数時間後に現れることが多い。
- ラカシスの症状像は犬猫において同じように現れる。急性の発熱をともなう症状で敗血症の傾向がある場合である。化膿の状態ではもうラカシスは示唆されない。

行 動
- 落ち着きがなく興奮しやすい。触られることに極度に敏感で、首輪や診察はもはや許容できない。
- 非常に嫉妬深い。飼い主が別の動物をなでたりしようものなら攻撃にでる。
- 猫は腕に抱かれることを拒み (p.136 スタフィサグリア Staph.) 少しなでる程度なら受け入れるが、前ぶれなくいきなりでは噛みついたり殴ったりする。
- 同じ仲間の動物には待ち伏せで攻撃し、なかなか治らない深い傷を負わせる。

頭 部
- 濁った強膜、青白くチアノーゼ様のあるいはひどく赤みを帯びた粘膜がみられる。頭部は熱いが四肢は冷たい。
- 頭部の症状は急性のウイルス性疾患、例えば急性の猫かぜなどによく見られる。つまり、発熱、虚脱、食欲喪失、瞬膜の露出、青くなった粘膜、頻繁なくしゃみ、分泌物はないか、あっても水様の分泌物がごくわずか、肥大して圧痛のある頸部リンパ節、赤黒く青みがかった扁桃、軟口蓋の青い静脈など。

喉
- 嚥下困難をともなう扁桃炎（固体のエサの方が水分よりも飲み込みやすい）。
- 頸部と喉頭は圧迫に対して過敏。咽頭と口蓋垂は紫がかった赤みを帯びている。症状は犬のウイルス性咳の初期症状に似ており、乾いた咳、かすれ声、喉の過敏さなどがある。
- 左側のリンパ節がひどく腫れることがよくある。

心臓、循環
- チアノーゼをともなう心臓の弱さと虚脱。
- 弱く不規則な心拍。脈も弱く、飛ぶこともあり遅い。急性の心内膜炎のよう。

消化器官
- 肝臓の腫れ。とくに触られることに敏感な腹部。
- 悪臭のする液状便をともなう腸炎は敗血性の進行を示す。心臓循環系の衰弱を示すパルボウイルスの感染症にも合う。

皮 膚
- 斑状の皮膚。小さな傷でもひどく出血する(p.115 フォスフォラス Phos.)。壊死した組織があり、青く変色した周辺部がみられる。治癒が遅い傾向。分泌物は悪臭がしてさらさらとした液状、あるいは凝固しにくい血が混じる。
- 非常に痛むひょう疽、噛み傷は周辺部が青く変色している。
- このような接触に対する過敏さと傷のひどい痛みをもったラカシスの患者を診た治療家自身もまた、治療がうまくいった後にラカシスを必要とする。

生殖器官
- 性欲過剰。オスメスともに。
- 卵巣嚢胞。とくに左側 (p.25 オーラム Aur.)。嫉妬深く攻撃的な態度。
- 急性の子宮内膜炎と子宮蓄膿症は急速に進行し、高熱はでるが分泌物はない。色の濃い悪臭のする悪露。
- 敗血性に進行する乳腺炎は、循環障害と濃い紫色の乳腺腫瘍をともなう。
- 胎盤停滞の際、急性の発熱をともなう感染症。

基 調
- 悪化：睡眠の後、朝 (p.37 ブライオニア Bry.、ユーパトリューム Eupat.、p.106 ナックスボミカ Nux-v.)、温暖で。
- 好転：分泌や排泄の開始、動作、外気で。

28 ラカシス（ブッシュマスター）Lach.

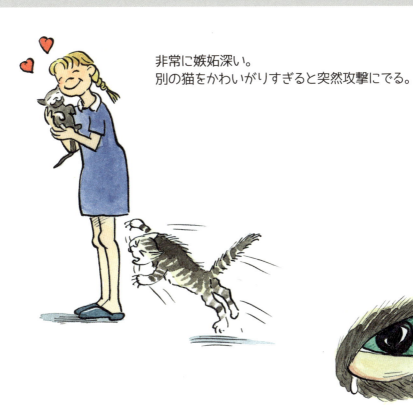

非常に嫉妬深い。
別の猫をかわいがりすぎると突然攻撃にでる。

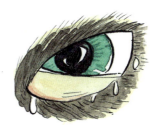

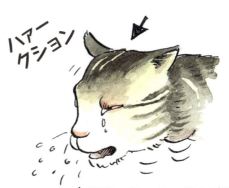

頭部：くしゃみ、猫カゼ様の症状、
強膜、瞬膜、赤い粘膜など。

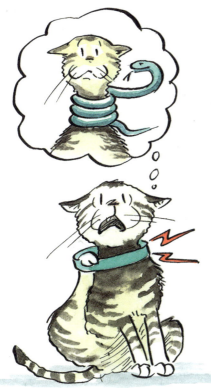

触られることに過敏、とくに喉。
とつぜん首輪を嫌がる。

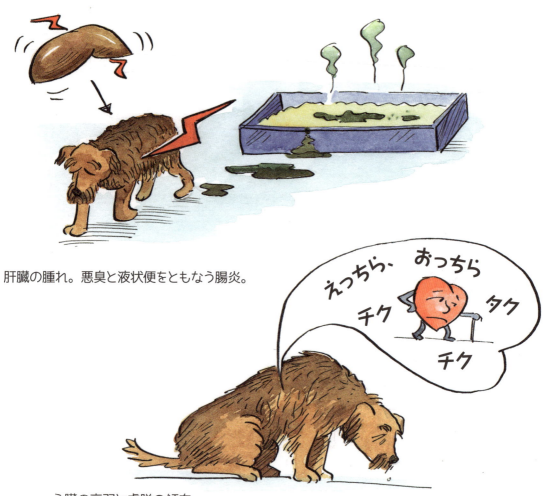

肝臓の腫れ。悪臭と液状便をともなう腸炎。

心臓の衰弱と虚脱の傾向。

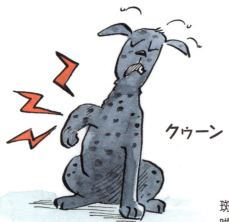

斑状の皮膚。小さな傷でもひどく出血。
噛み傷の周辺部が青い。

29 LYCOPODIUM　*Lycopodium clavatum*
ライコポディアム（ヒカゲノカズラ）Lyc.

ライコポディアム、つまりヒカゲノカズラは地表を這う植物で、日かげに生育する。熟した粉末の胞子のみが薬効を持つ。

病態生理学、毒性
- ライコポディアムは肝臓代謝に主な作用をもつポリクレストレメディ（応用範囲の広いレメディ）である。タンパク分解の障害により、尿酸などの代謝産物が集まる。ライコポディアムはとくに甲状腺や尿路に親和性がある。
- この植物に毒性はない。
- 犬や猫ではよく使用され、深く作用する慢性の根本体質レメディ。メスよりオスに合う。
- 症状は反復性をもつ。

外見と行動
- 子犬は頭がよく、学習も速い。早熟で片意地でもある。小石を遊びながら飲み込んでしまう。
- 触られることを嫌がり、触診も拒む。午後4時ころの診察は、症状が悪化する時間帯のため避けたほうが良い。
- 行動は強がりタイプと臆病タイプを行き来する。周りを評価して、自分より小さいか弱い相手には強がるが、強そうな相手には愛嬌をふりまく。争って負けることを恐れるからである。
- 猫が何匹もいる家庭では、いちばん引っ込み思案な子がいじめられる。弱いものの寝床は強いものから狙ってマーキングされる。
- 内にある不安のため、細かいことにこだわり規則正しさを主張する。変化に対しては非常に激しく反応する。例えば、ある特定の人しかエサを与えたり毛並みを整えたりすることができないなど。
- 音が苦手で、例えば雷雨 (p.25 オーラム Aur., p.34 ベラドンナ Bell., ボーラックス Bor.) や叩きつける雨から逃げる。
- なじみのないものを嫌悪する傾向（新しいものや未知のものへの恐怖）にもかかわらず、自分が中心になりたい（自慢）一方で、ひとりではいたくない (p.124 ポースティーラ Puls., p.115 フォスフォラス Phos., p.73 ハイオサイマス Hyos., p.79 ケーライ カーブ Kali-c., p.139 ストラモニューム Stram., タレンチュラ Tarent.)。

頭　部
- 他の同じ動物よりも嗅覚がよい。
- 舌は乾燥しているが喉は渇かない。
- 風邪のときは、わずかではあるが刺激のある鼻水がでるか鼻づまり。

消化器官
- えり好みが激しく、好きなエサはほんの何種類かのみ。同じエサにはすぐに飽きるし、すべて新鮮でなければならない。冷たい水やエサ、脂っぽいものは体質に合わない。
- 胆汁分泌と胃腸の運動の障害により、肝臓肥大と肝臓の痛覚過敏帯に圧痛を生ずる（鑑別診断 p.106 ナックスボミカ Nux-v. 痛みはない）。周期的にあるいは興奮やエサが変わることで、ギュウギュウ鳴る発酵性の疝痛が起こり、腸がゴロゴロ鳴る。後には下痢が続くか、硬かった便が1日の終わりにはだんだん液状になっていく。
- 食欲は大いにあるが (p.10 アンチモン クルーダム Ant-c.)、腹痛のため少量しか食べられない。食べるとさらに食欲が増すこともある。タンパク消化の問題を補うため、甘いものやパン（犬の場合）の消費量が増える。暴食によって、鼓腸をともなう疝痛や下痢が起こる (p.10 アンチモン クルーダム Ant-c.)。
- 胆石の形成。

皮膚、毛
- 犬歯まわりの早い白髪化、実際より老いて見える。
- くすんで乾燥したぼさぼさの毛。尻部の高くなった部分の毛が切れる。

泌尿器官と生殖器官
- オスは、性欲過剰であまり遊ばない。"盛りのついたメスやライバルのオスが近くにいないかどうか"常に嗅ぎまわっている（アイオダム Iod., p.115 フォスフォラス Phos.）。いざ交尾となると"できなく"なることが多い (p.136 スタフィサグリア Staph.)。
- メスでは、色情症の傾向。最初の発情期が早く来て、無発情期はどちらかというと短い。
- 亜急性あるいは慢性の腎炎や膀胱炎。大量の沈殿物をともなう尿がみられる。
- 結石を作りやすい尿酸体質で、排尿の増加あるいは減少をともない、排尿時に痛みがある。赤黒い尿沈殿物には、尿砂、結晶、タンパク、尿円柱、赤血球や白血球がよく含まれる。

運動器
- 体に比べてきゃしゃな脚、たるんだ筋肉が特徴。静脈系の弛緩と肝臓循環の停滞により、足先が冷たいことが多い (p.124 ポースティーラ Puls.)。

基　調
- 悪化：体の代謝のピーク時（16-19時）の間、満腹、冷たい水やエサ、休息、暑さ、天候の変化、寒冷、湿気で。
- 好転：冷たい外気、軽い動作 (p.124 ポースティーラ Puls.) で。

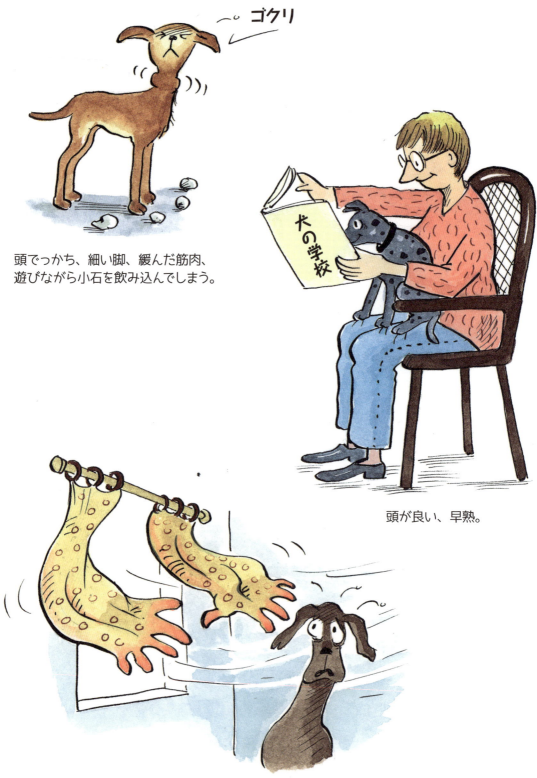

頭でっかち、細い脚、緩んだ筋肉、遊びながら小石を飲み込んでしまう。

頭が良い、早熟。

嵐に対する恐怖、風で揺れるカーテンも怖い。

29 ライコポディアム (ヒカゲノカズラ) Lyc.

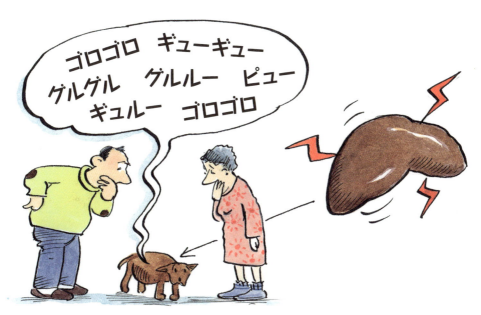

周期的にあるいは興奮やエサが変わることから、腸で発酵性の疝痛が起こる。

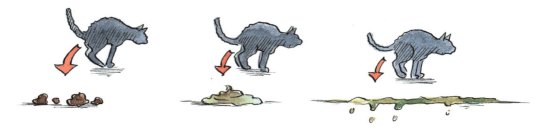

硬い便が1日の終わりにはだんだん液状になっていく。

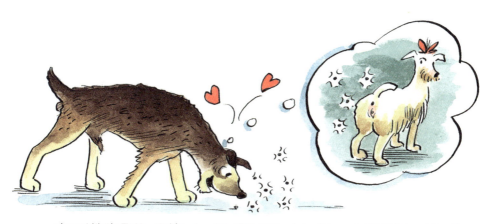

オスは性欲過剰。発情したメスが近くにいないかいつも嗅ぎまわっている。
メスは色情症。

30 LYCOPUS *Lycopus virginicus*
ライコポス（シロネ）Lycps.

シロネは水辺の葦原や水路に生育する植物で、湿性植物としては花をつけないが、水面が下がるにしたがって陸上植物として花をつける。シロネはフラボン・グリコシドのほかにトリテルペンと少量のサポニンそして、わずかにフッ素も含んでいる。ホメオパシーのレメディは、開花した生の植物から作られる。

その作用は、脳下垂体前葉からの甲状腺刺激ホルモンとゴナドロピンがその効果器や甲状腺あるいは生殖腺に到達しないよう不活化することで起こる。甲状腺刺激ホルモンの影響がないことで、上位システムからのコントロールがなくなる。

ライコポスは、人間の医学では軽度から中度の甲状腺機能亢進の治療によいレメディであり、甲状腺中毒性の心不全にも合う。ライコポスはまたその作用のしかたゆえに、甲状腺機能低下と亢進の間のレメディという位置を占める。甲状腺刺激ホルモンによる調整機能が欠如しているために起こりうる反応というものを考えてみれば、甲状腺ホルモンの過剰な分泌による亢進状態も、ヨウ化物吸収とサイログロブリン合成の不足からくる機能低下も同様に考えられる。

このことから、猫の甲状腺機能亢進初期にもこのレメディを使用できるし、軽度の機能低下をもつ犬にもその行動からどちらかと言うと亢進と見受けられる場合に使用することができる。

ライコポスは心臓と気持ちにも鎮静的な作用がある。落ち着きのなさや過敏さ、恐怖は軽減し、心臓の働きは落ち着き、心拍数は減少する。可逆性の甲状腺機能障害にも合い、あるいは排泄を促すレメディとしてチアマゾールやL-サイロキシンでの治療と並行して摂ることもある。

行動
- 猫は反抗的で、甲状腺機能亢進初期では触られることや抱きかかえられることへの嫌悪が増し、そうしようとするだけでも、殴ったり、噛みついたり、叫んだり、逃げたりする。
- 寝床に静かに横たわることはめったになく、家の中にずっといることもできず外に出るのが一番のお気に入り。夏の熱い時には涼しい地下室にもぐり込むが、内面の不安定さゆえに、その部屋を破壊するほどに荒らしてしまう。寒いのをいやがる。
- 大食漢で食いしん坊だが、太らない。かえって急激に痩せる。
- 獣医による診察を非常にいやがり（とくに採血）素早く激しく防衛反応に出るため、診察時には奇襲攻撃で素早くキャリーケースから出さなければならないほど。
- 犬は非常に落ち着きがなく、震えて、少々怒りっぽい。どちらかと言うと意識もうろうとして疲れ切ったように見える。ほとんどの場合（猫とは違って）T_3とT_4濃度の値が低く限界値付近を示す。代謝の悪さゆえに、外部の刺激に適切に反応しようとするとかなり酷使されてしまう。
- 近づくものに対して防御的、攻撃的に反応する一方で、別れへの恐怖もあり、飼い主が不在の時には家の中で排尿や排便したりすることもある。
- 散歩はゆっくりだらだら歩く。投げた棒切れを拾ってくるときや猫を追いかけるときには、ちょっとの距離で虚脱してしまう。数分ほどでまた意識は戻り、何事もなかったように散歩を続ける（アイオダム Iod.）。
- 夜に落ち着かず、部屋から部屋へと移動する（アイオダム Iod.）。
- 命令にはなかなか従わず、従ったとしても非常に気の進まない様子で何度か繰り返し言われた後にやっと重い腰を上げる。

呼吸、心臓、循環
- 無理をしたときに起こる頻呼吸、ヒューヒュー鳴ることもある。チアノーゼ様の粘膜がみられる。
- 弱い脈、断続的で不規則、速い（サイロダイナム Thyr.）。
- 頻脈や猛烈な心拍は興奮と階段を上ることで悪化する。同時に、心筋の弱さのため心尖拍動ははっきりとはみられない（鑑別診断：p.1 アコナイト Acon.）。

消化器官
- 猛烈な空腹、場合によっては甘いものに対しての強い欲求がある（p.16 アージニット Arg-n.）。非常な喉の渇きがあり、冷たい水を大量に飲む（p.142 ソーファー Sulph.）。
- 吐き気と嘔吐（猫）。
- 疝痛と後に続く下痢。色の濃い悪臭のする便。

皮膚
- 部分的な脱毛症、痒み、フケ、かさぶた（サイロダイナム Thyr.）。

泌尿器官
- 頻繁でわずかにしか出ない色の薄い尿。

基調
- 悪化：温暖、朝と晩、寒冷、冷たい風で。
- 好転：戸外、外気で。

30 ライコポス（シロネ）Lycps.

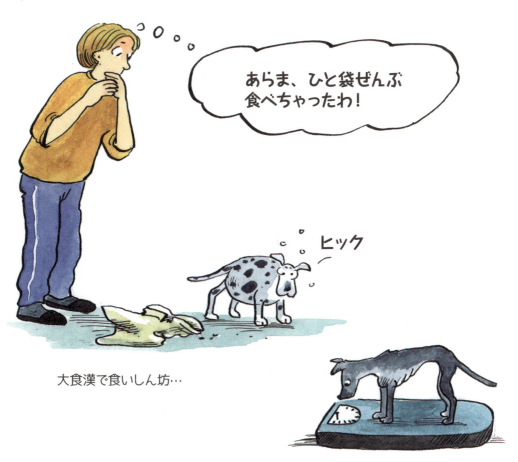

大食漢で食いしん坊…

だけど太らない。むしろ痩せる。

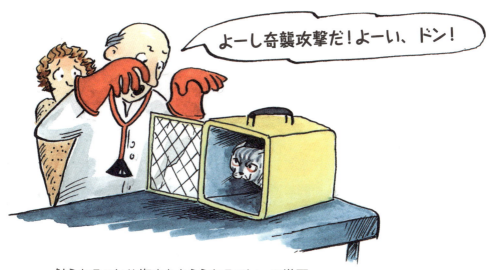

触られることや抱きかかえられることへの嫌悪。

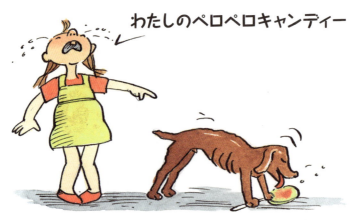

わたしのペロペロキャンディー

猛烈な空腹は典型。場合によっては甘いものに対して。
ひどい喉の渇きで大量の冷たい水を飲む。

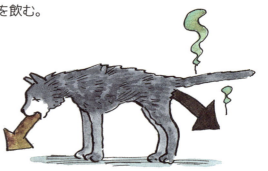

吐き気、嘔吐、下痢。

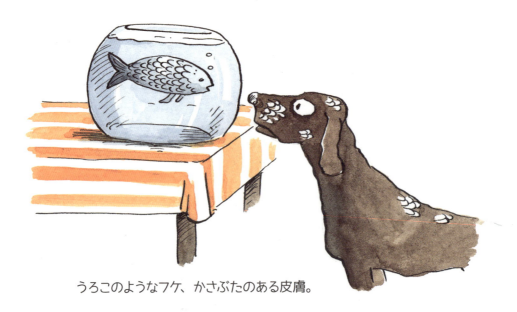

うろこのようなフケ、かさぶたのある皮膚。

31 MEDORRHINUM *Medorrhinum*
メドライナム（淋菌ノゾーズ）Med.

メドライナム（淋菌のノゾーズ）は急性淋病感染の膿んだ分泌物から作られる。レメディ像はサイコシス（淋病マヤズム）のあらゆる反応のしかたと症状を含む。

病態生理学
- 淋病は主に男女の生殖器に起こる病気である。メドライナムのレメディ像は、淋病の慢性的な進行におけるさまざまな段階にあてはまる。中でも、生殖器外部・内部の粘膜の慢性的な炎症は重要である。この病気が進行すると、呼吸器官の粘膜や関節、腱鞘、筋肉などに影響をおよぼす。
- 分泌物や感染を抑圧することによって、サイコシス（淋病マヤズム）の症状を呼び起こすことがあり、その場合メドライナムがそれに適したレメディである。分泌を促すことで全般的な体調を改善する。サイコシスの症状は犬や猫にもみられ、治療することができる。ただ、犬が不妊のために診察につれてこられる割合に対して、猫のケースはそれほど多くない。
- メドライナムの患者は、顕著に足先が冷たく、幼い時期の成長が遅い。場合によっては成長しても小柄のままである。予防接種にひどく反応したり、外科手術の後で病気になったり、発情周期の障害や慢性の呼吸器の問題をかかえる傾向がある。

外見と行動
- 活発で慌ただしい。いつも動いていて気が短い。散歩やエサを要求する時はいつも今すぐでないといけない。集中力に欠け、飼い主の横について一緒におとなしく歩く練習では、何度練習を重ねても学ばない。
- ストレスとフラストレーションにめっぽう弱く、接触や音に過敏。別れることや暗闇への恐怖。
- キーノート（ホメオパシー的に特徴的なレメディの症状）は魚の悪臭のする分泌物や体臭。

頭　部
- 乾燥した結膜炎、場合によっては角膜の潰瘍。少量の刺激のある水様分泌物がある。鼻側の眼の縁に分泌物が1滴ついていることもよくある。このとき、患部は赤く傷つき毛がむしられたように見える。
- 呼吸器の粘膜に慢性的な炎症があり、刺激のある水様の分泌物は常に鼻から流れるのと同時に喉にも流れる。寒冷と湿気で風邪をひきやすい傾向（p.145 スーヤ Thuj.、p.121 ソーラ Psor.）がある。

皮　膚
- 慢性でひどい痒みの湿疹は、典型的な魚の塩漬けの汁のような臭いを発散する。

生殖器官
- メスでは無発情期が短い、あるいは長いこともある。発情期の開始時と終了時に茶色っぽい分泌物（アリストロキア Aris.-c.、p.130 シイピア Sep.）、あるいはひどい痒みを生じる膿汁が外陰部に垂れさがっていることもある。発情期が終わっても外陰の腫れは続くことがある。
- 分娩は難産で、サイコシス（淋病マヤズム）のメス犬は2回目を受け入れないことがよくある。
- 発情が子宮内膜炎に移行したり、産後に慢性の膣炎や子宮内膜炎を発症することもあるが、抗生物質では効果がない。繰り返し生じる悪臭のする緑色の分泌物は、さらさら状態からクリーム状まであり、細菌を含んでいるか、含んでいない場合もある。
- 卵巣嚢胞と卵巣腫瘍。
- オスでは性欲過剰あるいは勃起不全。慢性の尿道炎は典型的に痒みをともなう分泌物がある。慢性の前立腺炎。

泌尿器官
- 膀胱の粘膜にもまた、慢性のあるいは反復性の炎症がある。膀胱炎から腎盂炎や腎盂腎炎になることもあり腎臓あたりに強い痛みをともなう。腎疝痛。
- 尿結晶や結石をつくる傾向。尿は色が濃く焼けるような刺激があり、鋭い強烈な臭いがする。
- とりわけ冷えで尿失禁が起こる。

運動器
- 慢性あるいは反復性の関節炎と腱炎、痛みをともなう関節の腫れ、神経痛、神経炎。

基　調
- 悪化：寒冷、湿気、急な天候の悪化、朝、日中に。
- 好転：分泌物が出はじめること、横たわることで。呼吸器官の症状や歩行困難は湿気のある暖かさで好転。

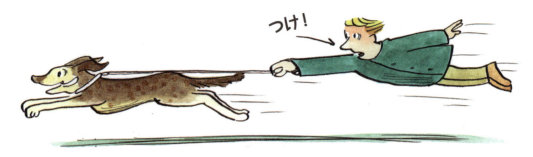

快活で慌ただしい。訓練に集中できない。

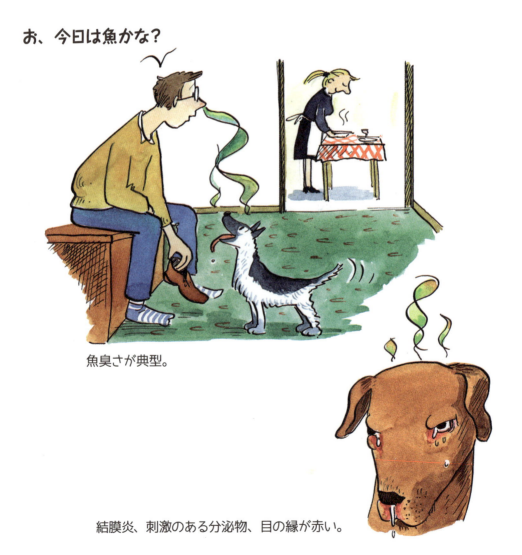

魚臭さが典型。

結膜炎、刺激のある分泌物、目の縁が赤い。

31 メドライナム (淋菌ノゾーズ) Med.

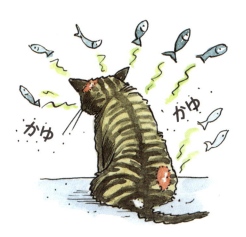

慢性のひどく痒い湿疹、臭い魚の臭い。

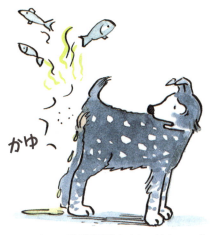

メス：発情期終わりの茶色っぽい痒い分泌物か、さらっと薄い分泌物。

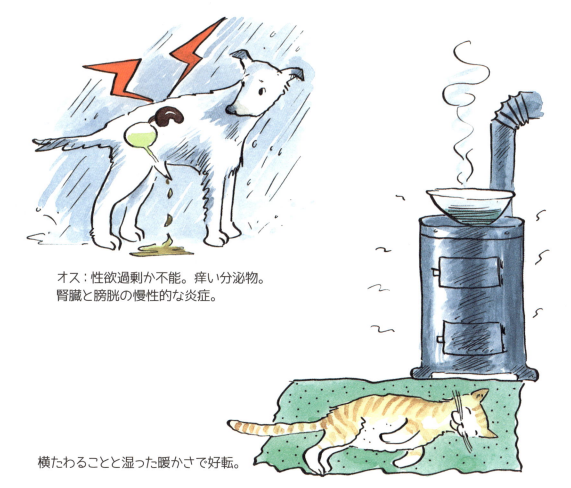

オス：性欲過剰か不能。痒い分泌物。
腎臓と膀胱の慢性的な炎症。

横たわることと湿った暖かさで好転。

32 MERC. SOL. *Hydrargyrum metallicum*
マーキュリー ソル（水銀）Merc.

ハーネマンは可溶性の水銀製剤を作りたいと思い、できたコロイド溶液をマーキュリーソルと呼んだ。6Xまでは摩砕で作られ、8Xからは液体でポーテンタイズ（活性化）される。

毒 性
- 水銀はシスチンとグルタチオンの摂取後に結合する性質がある。徐々に分離するため、生体において常に少量ずつが放出されている。
- 水銀中毒は、あらゆる粘膜、主な解毒・排毒臓器、リンパ節、中枢神経に作用する。粘膜では炎症、壊死した組織に覆われた潰瘍形成、出血傾向の増加が起こる。
- レメディは犬猫ともに使用される。

行 動
- かなりの臆病さと過敏さがみられる。気温の変化にすぐに激しく反応する（まるで水銀体温計のよう）。慌ただしい性格、怖がり、怒りっぽい、他の動物や人間に対して突然攻撃に出たりする。
- 過敏症で全般的に衰弱気味。震え、ひきつりが顔面（アガリカス Agar.）や四肢（水銀性の震え）に現れる。ぎこちない動き。触られることへの敏感さと頭痛のため、近づいたりなでたりしようとするものには衝動的な狂暴さを見せる。
- 飼い主のベッドでは寝たくない、布団をかけられたくない、暖かい場所には寝たくないなどの特徴がある。

頭 部
- 腫れた瞼。刺激のある膿様の粘った分泌物をともなう結膜炎。角膜や瞬膜にはっきりと境界のある潰瘍を作ることもある。
- 鼻の穴の入り口が傷になった鼻鏡。膿様の分泌物はするどい刺激があり、場合によっては血がにじむ。
- 犬歯周辺には口内炎や歯肉炎がみられ、最初は歯に沿った赤みのある歯茎の縁、それからグレーがかった白っぽい悪臭のする層におおわれた潰瘍となり、赤黒く膿んだ炎症は激しい赤みを帯び粘膜からの出血傾向がある。局所的なリンパ節にもこのような変化が認められる。粘りがあり悪臭のする糸を引く粘液が犬歯から垂れる（猫かぜではよくあること）。
- かすれ声、嚥下困難、口臭、腫れた舌にははっきりと歯型がつき、灰色がかった黄色っぽいはがれやすい舌苔がある。

消化器官
- ひどい喉の渇き、冷たいエサを好む、硬く膨れた腹部と肝臓の痛覚過敏帯の圧痛がある。
- 水銀のもつ結腸と直腸への親和性のため、その部分に潰瘍とジフテリア膜を形成し、しぶりのある下痢を引き起こす。その結果、排便はいつも中断され頻繁に便意をもよおす。粘性の血液の混じった便はところどころ膜に覆われ、肛門を刺激して損傷・炎症を起こす。

皮 膚
- あらゆる形態の皮膚炎は、深く形成された潰瘍をともなう膿皮症までも引き起こす。

泌尿器官と生殖器官
- 尿道からは膿んだ粘液が分泌され、尿は色が濃く刺激があるので、排尿後になめる回数が増える。排尿時と排尿後の症状（鑑別診断：p.46 カンサリス Canth.）。頻尿。いつもよりおとなしいかと思えばその後、突然血尿や尿の代わりに血液が排出されることもある。
- 血尿をともなう膀胱炎は、雪の降る冬によく起こる。尿意や痛みの程度はさまざまだが、カンサリス（p.46 Canth.）やサボーセルラーダ Sabal ほど強くはない。
- タンパク、尿円柱、白血球、赤血球が沈殿物に見られる。
- 症状のある開口部（外陰、包皮）は赤く傷になっているため、より激しくなめる。
- 妊娠中のメス犬は拒絶する傾向があり、鋭い刺激のある分泌物をともなって外陰は真っ赤に腫れている（頻繁になめたりきれいにしたりする）。
- オス犬は膿様の包皮分泌物があり患部の皮膚を刺激する。睾丸と前立腺の化膿した炎症と腫れ。

運動器
- こわばった四肢、震える筋肉、骨の痛み。これらは夜に悪化する。常に横たわる体勢を変えるが、楽になる体勢は見つからない（ルータ Ruta）。

基 調
- 悪化：夜、湿った気候、右側を下にして横たわる、温暖、暖かい部屋で。
- 好転：休息、変動の少ない温暖な気温で。

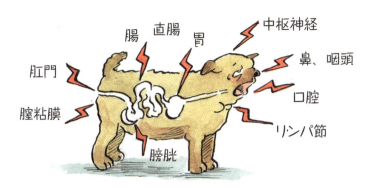

いろいろな粘膜の症状がある。

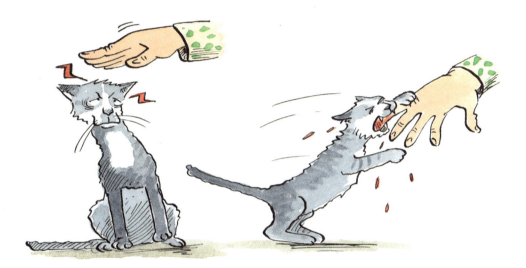

頭痛と接触への敏感さで…　　　衝動的な攻撃性。

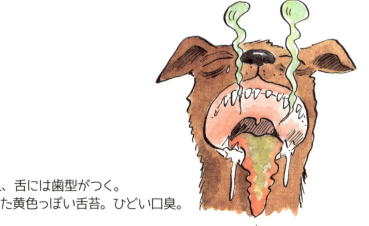

瞼と舌は腫れ、舌には歯型がつく。
グレーがかった黄色っぽい舌苔。ひどい口臭。

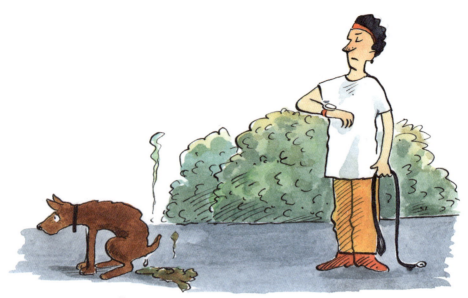

頻繁に便意をもよおし、なかなか終わらない。

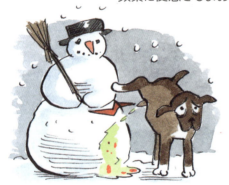

頻尿。突然の血尿。

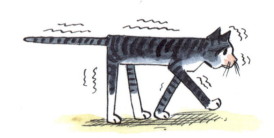

四肢はぎこちなく震える。

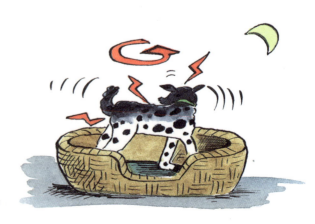

夜には常に体勢を変えなければならず、
しかし落ち着くポジションはみつからない。

33 MERC. CORR. *Hydrargyrum bichloratum*
マーキュリー コー（塩化第二水銀）Merc-c.

塩化第二水銀(HgCl₂) は強い消毒液である。マーキュリーソル (p.94 Merc.) ほどの治療的スペクトルは持ち合わせていないが、身体症状においてはより激しくより長期にわたって存在する。

病態生理学、毒 性
- マーキュリーコーはマーキュリーソルに比べて毒性が強く、より急性の作用を持つ。水銀と同じようにこの水銀塩も中枢神経や腺、骨とくに皮膚、結膜、そして粘膜に作用する。中でもとくに親和性があるのは結腸と直腸の粘膜である。
- 深く入り込んだ炎症性、潰瘍性に進行する症状には、非常に急性のあるいは亜急性や慢性であっても、症状像があっている限り犬や猫にも使用できる。
- マーキュリーコー投与による治癒の経過によって症状像が変化してきた場合、さらに、同種の法則に従った次のレメディが必要となる。
- 原物質のもつ毒性ゆえに、3Xまでは処方箋が必要となる。（訳注：日本とはポーテンシーも含め状況が異なる。）

行 動
- マーキュリーコーの患者は体力がなく、しかし落ち着きなく慌ただしい。そして行動の予測が難しい。
- 非常な痛みにより意識がもうろうとする一方で、飼い主や診察しようとしている獣医に対して突然、防衛攻撃をする傾向にある。口粘膜が炎症を起こしている時は犬歯を診せるのを嫌がり (p.34 ベラドンナ Bell., p.82 ラカシス Lach.)、傷の洗浄など、どんなに気を付けて行っても耐えられない。
- 睡眠は落ち着きがなく、横たわる体勢や場所をよく変える (p.142 ソーファー Sulph.)。

頭 部
- 瞼はむくんで腫れ、角膜と結膜は真っ赤で部分的に深い潰瘍を示す (p. 94 マーキュリーソル Merc., ニタック Nit-ac.)。
- 刺激のある流涙。非常な羞明があり、目を開けていられないほどである。
- 口角や鼻鏡の横には亀裂がみられることもある（グラファイト Graph., ニタック Nit-ac., p.133 シリカ Sil.）。歯茎は紫がかった赤で、舌は腫れてところどころ舌苔が見られる。舌と口粘膜には深い潰瘍がみられ、唾液は大量で粘りが強い。慢性の猫かぜにみられるカリシウイルス感染の症状像である。
- 強迫性の嚥下（グラファイト Graph.）は何も食べていなくても起こり、エサも水分も飲み込むことができない。咽頭が炎症を起こし腫れていて、のどにしぶりがあるためである。リンパ節も腫れている。

消化器官
- マーキュリーコーの患者は、非常に喉が渇いており (p.37 ブライオニア Bry., p.142 ソーファー Sulph.) 冷たい水を飲みたがる。腹部は膨れ、とくに触られることに敏感。食道と胃の粘膜の炎症のため、食べた後すぐに逆流を起こし、鮮血とともにほとばしるように嘔吐する傾向がある。
- 痛みをともなうしぶりのある激しい便意が常にある。便はしぼり出され鮮血に覆われている。ソーセージの皮のようなはがれた粘膜に覆われていることもある。便は刺激があり粘膜を傷つけ、それはマーキュリーソルよりもさらに真っ赤に炎症を起こした肛門に見られる。病状は段階ごとに急進行するので、非常に体力を奪われる。
- 亜急性や慢性の進行をたどる場合には痛みは伴わないが、鮮血のついた便や便意切迫は認められる。マーキュリーコーは反復性の大腸炎（とくに犬）には、定評のあるレメディである。
- 尿路や生殖器の粘膜にあらわれる症状はマーキュリーソル (p.94 Merc.) と似ており、この場合動物においてその違いを見るのは容易ではない。

基 調
- 悪化：温度の変動、温暖、夜、暖かい寝床で。
- 好転：休息、むらのない気温で。

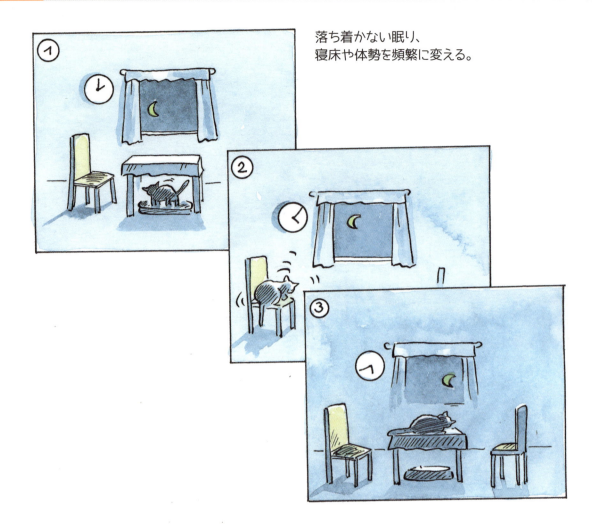

落ち着かない眠り、
寝床や体勢を頻繁に変える。

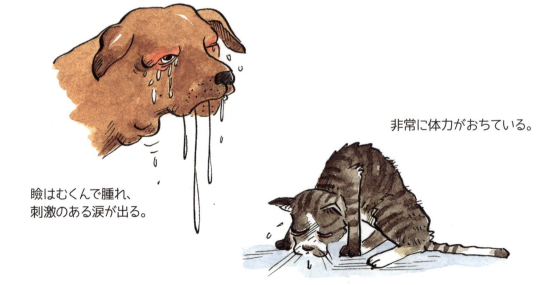

瞼はむくんで腫れ、
刺激のある涙が出る。

非常に体力がおちている。

33 マーキュリー コー（塩化第二水銀）Merc-c.

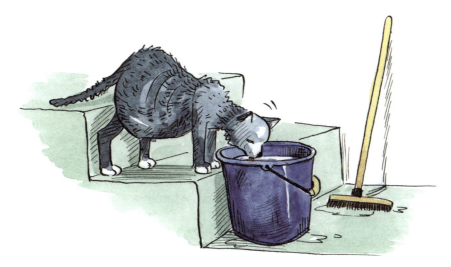

非常な喉の渇きで冷たい水を欲する。腹が膨れている。

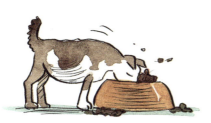

食後すぐに…

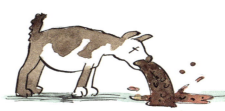

逆流し、血と一緒に嘔吐。

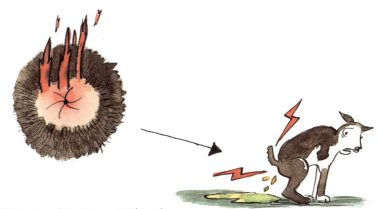

テネスムス（しぶり腹）による絶え間ない便意と痛み。
便は鮮血で覆われ、肛門は炎症で真っ赤。

34 NAT. MUR. *Natum chloratum*
ネイチュ ミュア（塩化ナトリウム）Nat-m.

塩（塩化ナトリウム）は体内の水分調節にかかわるだけでなく、含まれる塩素により体の酸化のプロセスにも関係する。

毒 性
- 塩分の取りすぎにより、浮腫みやタンパク質分解の増加をともなう水分の貯留や、白血球増加症、貧血が起きる。
- このレメディはどちらかと言うとやせ気味で体力のない神経過敏な犬や猫に使用する。

行 動
- 神経過敏で、無礼や誤解による侮辱はなかなか忘れない。控えめでおとなしいかと思えばすぐに攻撃的になる、あるいは引きこもる。その攻撃性は優位性から来るものではなく、社会的に適合するよう過大な要求をされた結果からである（p.136 スタフィサグリア Staph.）。その後、内向的になり、なでられたり見られたりするのをいやがる傾向が現れる。その際、怒りっぽく反応したり、すばやく殴ったりする。
- 非常に嫉妬深く、飼い主の注意がほかの動物にむけられるのに耐えられない。猫はソファーやいすやベッドにマーキングしたり、飼い主がいるところでわざわざ抗議のために排尿したりする。
- 犬の場合、意固地でいやいやながら服従する。だが、飼い主が一貫して権威を示せば従順でよくしつけされよく働く。
- ネイチュミュアの動物には"後まで引きずる"性格がみられる。飼い主が長い休暇から戻ってきても、ほんのちょっと顔を見せるか全くでてこないこともあり、ネイチュミュアの猫はそのあと何時間も隠れたり寝床にこもったりして、"不誠実な人たち"を徹底的に無視する。仲間とのケンカはずっと覚えている。犬は、一度恐ろしい目にあったとかケンカをしたことのある道を、場合によっては何年間も避けて通ることもある。
- 見知らぬ人への恐怖から、客が来るときには隠れるか、近づいて来ようものならうなり声をあげて反応する。獣医に対しても例外ではない。
- ネイチュミュアの猫はかごから出て診察台に乗るとき、あらかじめ準備されたタオルか毛布の下に喜んでもぐり込む。"隠した"頭部を診察するのでなければ、これくらいなら診察にも耐えられる。口や目、あるいは耳の診察は、できるだけ最後の方に延ばして少し落ち着いてから行うとよい。
- 典型的なのは、人前では排尿や排便ができないこと。犬の場合、リードをつけたままでは用を足すことができないので、街に住んでいるならば散歩ごとに遠くまで行かなくてはならない。遠く離れたところだとリードを外すことができるからである。猫は、隠れたところにトイレを置かなくてはならない。

頭 部
- 鼻鏡は乾燥しガサガサしている。風邪による鼻水は水っぽく刺激がある。
- 結膜炎あるいは眼瞼炎は大量の水っぽい刺激のある分泌物をともない、冷たい風に反応してそのような症状が出る。
- 老年の動物では白内障がよく見られる。

消化器官
- このレメディの特徴的な症状としては、強い喉の渇きと、塩辛く炭水化物を多く含んだエサを欲する空腹とがある。ソーセージや肉には興味を示さず、ポテトチップスやチーズを好む。エサを食べた後、よくげっぷが出たり、下腹の疝痛が起こったりする。

皮 膚
- ぼさぼさして手入れのされていないように見える薄い毛。皮膚は乾燥して落屑がある。ネイチュミュアの動物は、湿疹（耳の端にも）をともなうアレルギーとエサの不耐の傾向があり、ブラッシングやなでることを受け入れない。
- 悲しみやストレスの結果、かゆみをともなう膿疱や水疱を形成し、黄色い水っぽい汁が出てくる。

生殖器官
- メス犬の発情期は長引くことがあり、盛りはどちらかと言うと弱めで、オスを受け入れない。
- オスの場合、盛りのついたメスにはほとんどあるいはまったく興味を示さない。

運動器
- 脊椎症は、背中と四肢の筋肉の委縮をともなう。馬尾症候群あるいは脊椎退行変性がみられる。

基 調
- 悪化：精神的な負担で。驚き、悲しみ、嫉妬、慰めから。9-11時。太陽、音、エサを食べること、無理することから。
- 好転：戸外にとどまること、休息、食事を抜くことで。

34 ネイチュ ミュア（塩化ナトリウム）Nat-m.

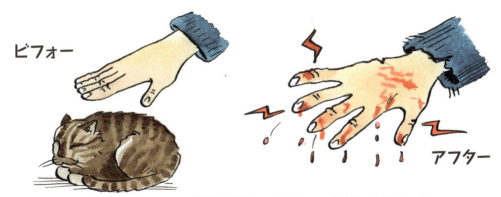

簡単にはなでさせない。非常に攻撃的になる。

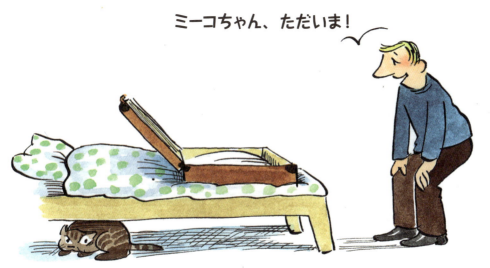

ミーコちゃん、ただいま！

侮辱を決して忘れない。ずーっと気分を害したまま。

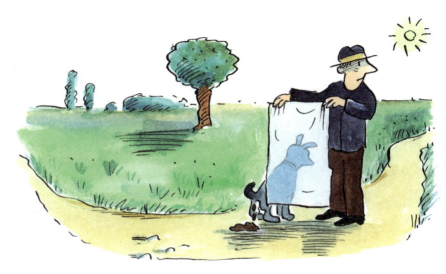

他人がいると排尿や排便ができない。

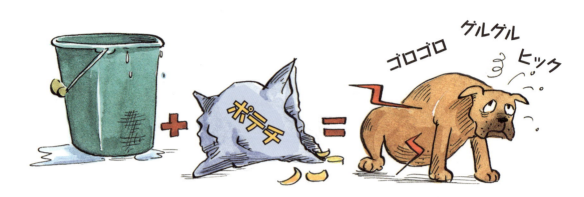

ひどい喉の渇きと塩辛いものは、疝痛と痛みのもと。

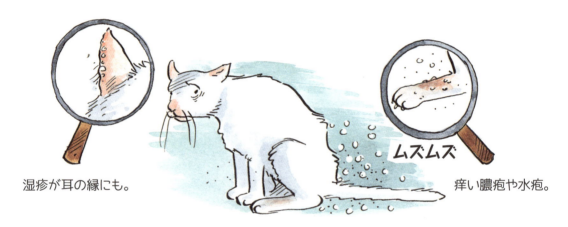

湿疹が耳の縁にも。

痒い膿疱や水疱。

乾燥した皮膚がボロボロ落ち、ボサボサで毛も薄い。

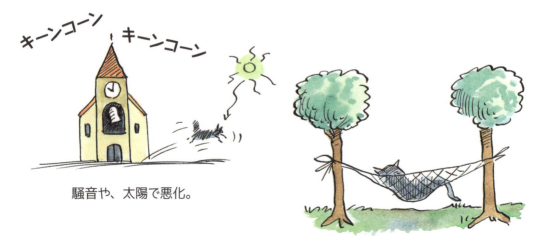

騒音や、太陽で悪化。

戸外や休息、飯抜きで好転。

35 NAT. SULPH. *Natrum sulphuricum*
ナットソーファ（硫酸ナトリウム）Nat-s.

グラウバー塩（硫酸ナトリウム Na$_2$SO$_4$）は腸内で吸収されにくいため、腸粘膜の分泌活動を高め、それによって液状便を引き起こす。これを利用して下剤として腸からの排毒に使用される。

体内の水分が排出されることにより次には血液が濃くなる（ナットカーブ）が、反作用として水血症へと進む。グラウバー塩が非経口で投与されると水血症が即座に生じ、その前の下剤としての効果は無い。これは食塩とは逆の働きをする。つまり、食塩は体内で利用される水分の滞留を引き起こすが、グラウバー塩は水分の排出を促す。

ナットソーファを必要とする犬や猫は、ゆえに湿気に対して敏感で、同様に周りの環境やエサの好みにおいてもより敏感である。

行動
- 他のナトリウム系レメディ同様に、ナットソーファもおとなしく、見知らぬ相手に対して疑い深い。
- ネイチュミュア (p.100) よりも鬱っぽいが、同様に些細なことにこだわったり規則正しさに重きを置いたり、または近しい人に対して親密である。このようなタイプの犬や猫が新しい飼い主に引き取られひどく悲しんでいる場合には、ホームシックのレメディとしてはフォサック (p.112) 以外にも考慮する必要がある。さらには、うつが頭の怪我から生じたものである場合には、明らかな羞明をともなうことがよくある。
- 犬も猫も非常に寒がりで、家の中の騒がしいところを避けて暖かい場所を求める。だいたいは飼い主のベッドである。寒がりの割には太陽の光に耐えられない。
- 音楽を嫌悪し（ジギタリス）、にぎやかな場所を恐れるため、散歩で街のマーケット広場などを通るときにはひどい苦痛となる。

呼吸器官
- 乾燥した気候から湿った気候への変化で呼吸困難やぜんそく様の症状が出る。吐出物のある激しい咳とグレーがかった緑色の分泌物が大量にでる。

- ナットソーファは淋病マヤズムのレメディであり、複数の症状が組み合わさって出る場合がよくある。ぜんそくと糖尿病あるいはうつ、ぜんそくと大腸炎あるいは悪性に変性した腸管などである。

消化器官
- 排泄臓器に親和性があり、深く作用するレメディである。とくに、肝臓、脾臓、腸。
- 黄疸、十二指腸や結腸の潰瘍、胆砂あるいは胆石による疝痛。すい臓が侵されることもあり、直腸がんあるいは結腸や直腸の悪性ポリープも見られる。
- 急性または慢性の肝炎、あるいは胆のう炎、肝臓と脾臓の腫れ、肝臓のあたりに圧痛がある。とくに左側。（鑑別診断：p.61 チェリドニューム Chel., p.85 ライコポディアム Lyc. は右）痛みのため、右側を下にして横たわる。落ち着きがなく、姿勢を頻繁に変えようとする。しかしあまり楽にはならない。寒さにもかかわらず冷たい水やエサを欲しがる。
- 下痢は朝に悪化 (p.142 ソーファー Sulph.) し、黄色い水様便が間隔を置いて飛び出る。その際、腹部はゴロゴロ鳴り (p.85 ライコポディアム Lyc.)、排便のたびに放屁する傾向。ナットカーブのように、炭水化物の多いエサでその傾向はより強くなる。
- 下痢は便秘と交互することもあり、その場合、便は硬く塊状になる。

運動器
- 四肢のリウマチ症状、神経痛、坐骨神経痛は湿った気候で悪化する。ナットソーファは古傷に対してアーニカの後にとるとよい。

基調
- 悪化：左側、横たわった姿勢、休息、霧や湿った天気、湖のそば、朝 4-5 時、水分の多い食事、魚で。
- 好転：乾燥した気候、圧迫、起き上がること（咳の場合）、外気で。

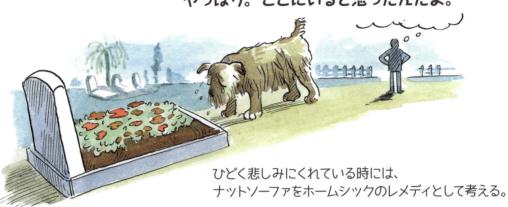

ひどく悲しみにくれている時には、
ナットソーファをホームシックのレメディとして考える。

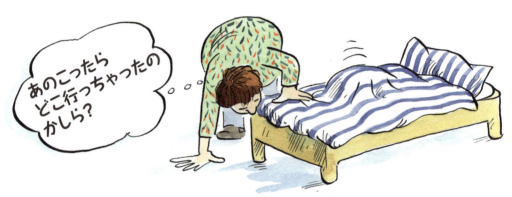

寒がりで暖かい場所を求める。家の中の静かなところに。

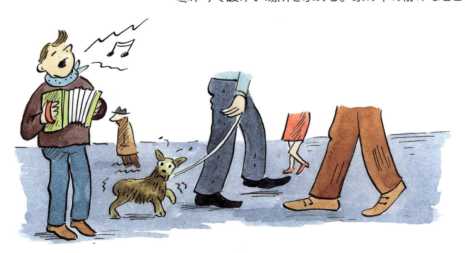

音楽が大嫌い。人の多い場所は拷問に等しい。

35 ナット ソーファ（硫酸ナトリウム） Nat-s.

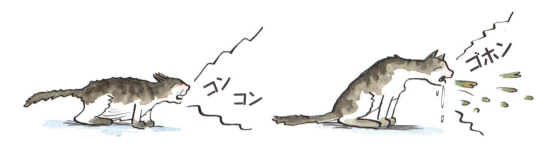

湿った気候で咳が出る。大量のグレーがかった緑の痰。

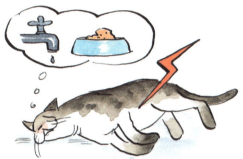

右を下にして横たわるが落ちつかない。
痛みは左側。冷たいエサと水を欲する。

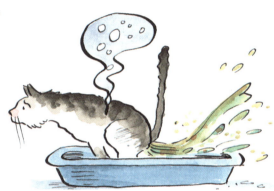

下痢は朝に悪化し、水っぽい黄色い便。

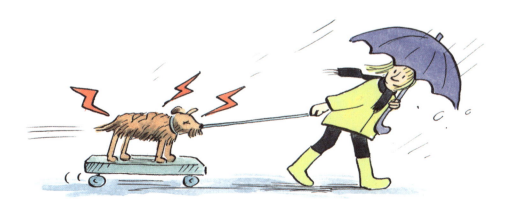

湿った気候で四肢にリウマチ様の症状。

36 NUX VOMICA *Strychnos nux-vomica*
ナックスボミカ（マチンシ）Nux-v.

ナックスボミカつまりマチンシは、インドや北オーストラリアに生息し13メートルほどに成長する木の実である。イグネシア (p.76 Ign.) やスパイジーリア (Spig.)、ジェルセミューム (p.67 Gels.)、クラーレ (Cur.) のように、マチン科に属する。乾燥された熟した種は非常に苦く、アルカロイドのストリキニーネやブルシン、ボミシンを含む。

毒 性
- さまざまな強さのけいれん毒は、神経細胞抑制を打ち消すことで中枢神経に作用する。
- ストリキニーネは反射性けいれん毒であり、落ち着きのなさと臆病の段階が過ぎると骨格筋の緊張性収縮を引き起こす。そして呼吸停止まで至る。
- 消化管では、胃神経への刺激からくる胃炎、腸蠕動運動の機能不全からくる便秘あるいは下痢（交感神経と迷走神経への作用による）がある。
- 運動器では、四肢の震え、ぎこちない歩行、四肢のけいれん性動作と木挽台のように脚を外に向かってひろげて立つ姿勢がある。
- レメディは犬や猫に頻繁に使用される。
- 行動の問題に対して使用する場合にはどちらかと言うとオスに合うことが多く、消化の問題や筋肉の緊張にはオスメスどちらにも使用される。

行 動
- 怒りっぽくナーバス。とくに外部の刺激に対して過敏に反応する。
- とてもチャーミングだが怖がりの緊張やさんであるか、脅迫されたと感じると噛みつくかのどちらか。刺激に対する閾値はとても低い。見知らぬ者、とくに男性に対してはしっぽを振り吠えて追い払う（鑑別診断：p.85 ライコポディアム Lyc. はうなってしっぽを振る）。家族の中では嫉妬しやすくあとまで引きずる。
- オス犬は別れに対する恐怖がある。メス犬はあまり怖がりではないが筋肉に緊張がみられ、相手に対してどちらかと言うと攻撃的である。
- 車で走ることが苦手で慌ただしく跳ね回り、哀れな声で鳴き、車が止まるまで落ち着かない。
- 何もやることがなかったりじっとしていることが多いと、代償行為として毛が抜けて出血するまで足を噛む。
- ネコは慌ただしく、恐怖を引き起こすような状況では身を隠して排便・排尿をする。
- 犬と猫は家庭内暴君であり、声をあげたり排便・排尿したりすることで自分の意志を押し通そうとする。規則正しく予測可能な環境を必要とし、変化を強いられると我を忘れて取り乱してしまう。
- ナックスボミカの症状を起こすものはストレス的な要素が多い。合わないエサを与えたり、運動不足をともなう不適切な飼い方、ホームシック、恐怖、薬の乱用などである。

頭 部
- 光恐怖症と音への過敏性。
- 風邪をひくと、鼻づまり、刺激のある分泌物が動作によって出てくる。乾燥した強い咳はとくに朝に多い。寒さや冷えで起こることが多い。

消化器官
- 猛烈な食欲。エサを一気に平らげ、それでよく食べ過ぎになったりする。脂っぽいものを食べたがるが体は全く受けつけない。
- 食後の1-2時間後にパンパンに膨れた腹部。背中を曲げて動きもせずにいるか、虚脱状態で横たわっているかのどちらか。話しかけられたり触られたりすると怒りっぽく反応する。
- エサは食べた後30分ほどして勢いよく吐くことが多い。暴食すると胃が反応し、胃炎を起こして透明か白っぽい粘液を吐く。水分を失っているにもかかわらず喉の渇きはない (p.124 ポースティーラ Puls.)。口臭が目立つ。
- 腸の蠕動運動が不規則で、けいれん性あるいはアトニー性（筋肉の緊張が消失した状態）の便秘がある（交感神経と副交感神経からの刺激）。排便の努力が無駄に終わることがよくある。

生殖器官
- オスの性欲過剰。盛りのついたメスの臭いがすると、慌ただしさと敏感さが増し、典型的なストレスによる消化の問題が起こる。

運動器
- 背中の筋肉の張りが痛む。脊椎のずれ、椎間板症、とくに腰椎のあたり。立つときは脚を外側に向かって突っ張った姿勢、あるいは後脚が腹の下にある。触れようとするだけで脅したり叫んだりする。

基 調
- 悪化：朝、食事の後、エサの種類を変えること、怒り、いらだち、ストレス、寒冷な天候、運動不足で。
- 好転：温暖、晩、短い睡眠で。

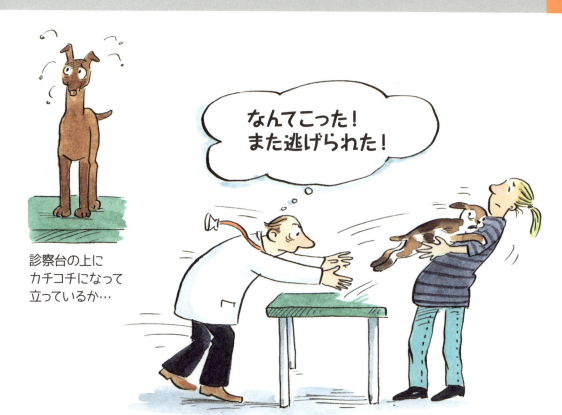

診察台の上に
カチコチになって
立っているか…

激しく跳びまわる。

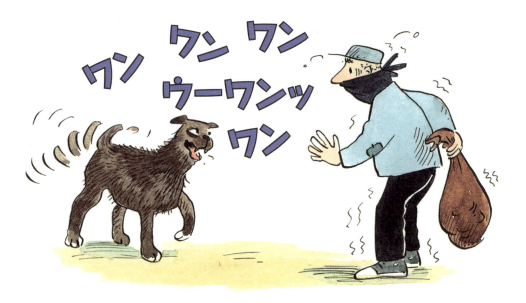

見知らぬものにはしっぽをふって吠えまくる。

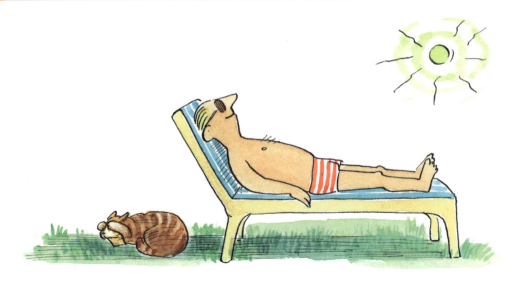

光にとても敏感で…

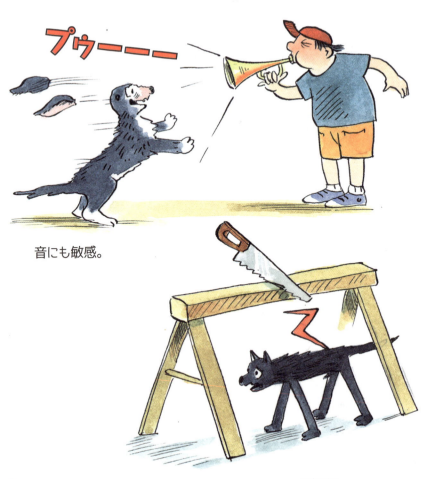

音にも敏感。

脊椎のずれや椎間板症。木挽台(こびきだい)のような姿勢。

37 OPIUM *Papaver somniferum*
オピウム（ケシ）Op.

ケシはチェリドニューム (p.61 Chel.) やサンギナリア (Sang.) 同様にケシ科に属する植物で小アジアを原産とする。その熟した果実からケシ汁を採取し乾燥させたものからホメオパシーのレメディを作る。含まれる成分としては、アルカロイドのモルフィン、パパベリン、コデイン、ナルコチン、ナーセインなどがある。

病態生理学、毒性
- オピウムは主に中枢神経と自律神経に影響するが、オピウムの持つ2極性の作用によってターゲットとなる臓器に対して刺激的あるいは阻害的に作用する。作用し始めの様子が、その患者の反応の仕方を決定する。つまり、阻害する方向か興奮する方向かのどちらかで始まる。そのようにして、多幸感や過剰な刺激、あらゆる神経の過敏さとして現れるか、眠気が襲って来たりあるいは痛みの感覚や反射神経の麻痺として現れたりする。
- 管腔臓器である胃腸や膀胱の平滑筋は、アトニー（筋肉の緊張がなくなった状態）の症状あるいはけいれん症状が現れたりする。腺においても、機能が亢進すれば過剰に分泌物がでるが逆だと粘膜が乾燥する。
- このレメディは犬と猫おなじように使用することができる。

行　動
- オピウム状態、例えば大きなショックの後では、大きな恐怖がある。自動車事故や他の動物から受けた攻撃だったり、窓にぶつかったりなどのショックである。この状態は数日から数週間ものあいだ続くが、同じような状況や音、あるいは特定の臭い (p.1 アコナイト Acon., p.34 ベラドンナ Bell., p.76 イグネシア Ign., p.115 フォスフォラス Phos.) で過去のショックを思い出した時にも、この恐怖がよみがえる。反応としては、大げさでヒステリー気味になりけいれんや不随意の動きとして現れたり、あるいは弱々しく眠そうにして起こしてもなかなか起きない場合もある。場合によっては、ふらついたり、あらゆる動作や反応が遅くなるかもしれない。同様に、痛みに対する感覚が明らかに鈍くなる。

頭　部
- 瞳孔は狭くなるか拡大する。突然入る光にはもはや反応せず、眼は固まって光っている。
- 脳しんとうとその後の症状に合うレメディでもある。外部からの刺激に対しても反応が遅く、飼い主が話しかけても反応が鈍い。粘膜は赤黒いか青く、顔の筋肉がひきつる（アガリカス Agar.）。

呼吸、心臓、循環
- 脈は大きくゆっくり、あるいは強く速い。
- 呼吸はゆっくりでうめくような、息も絶え絶えのよう。

消化器官
- 大腸のけいれんあるいはアトニーで、筋肉の緊張がない。便はいきんでもするりと戻ってしまう (p.133 シリカ Sil.) か、ひどい便秘に悩まされる。このレメディは、手術の後でまだ少しもうろうとしている時か、敏感で外からの刺激に大げさに反応する場合にも合う。便は硬く、塊状。
- 便秘による疝痛があるときもオピウムは合う。その際、結腸が膨張し、腸やとくに直腸が麻痺している。そして腹は板のように硬く、体を曲げて立ち、ひどい鼓腸がある。蠕動は中断し、便意はない。便が出るときは小さく硬く、色が濃い。

泌尿器官
- 事故や手術の後で、けいれん性やアトニー性の膀胱も見られ、失禁したり、尿閉や乏尿がある。

原　因
- 原因はレメディ選びにおいて決定的である。オピウムの症状は、ショック、恐怖、怒り、外傷、手術からくる。

基　調
- 悪化：気持ちの高揚、温暖、睡眠中と後、排泄の抑圧で。
- 好転：冷え、動作の継続、外気で。

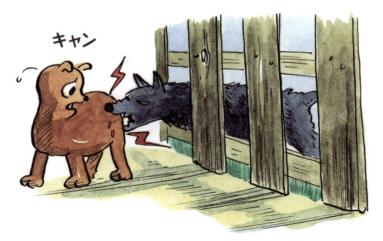

まだ子犬だったころ…受けた大きなショックで…

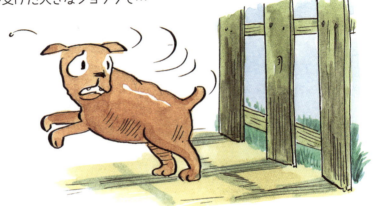

大きくなった今、散歩中に過去の恐怖がよみがえる。

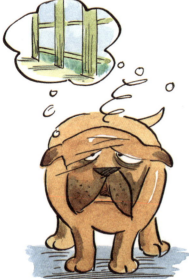

例えば、弱々しく寝ぼけたよう…

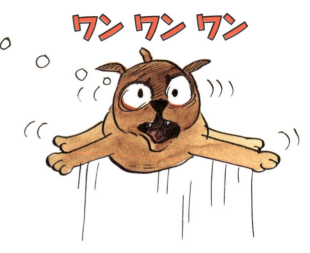

または、"ヒステリー"に大騒ぎしすぎ。

37 オピウム（ケシ）Op.

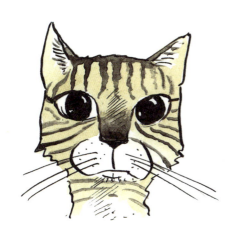

瞳孔は広がり光に反応しないか…

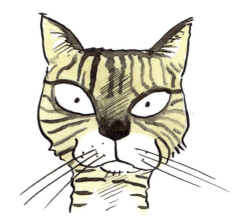

または、狭くなっている。

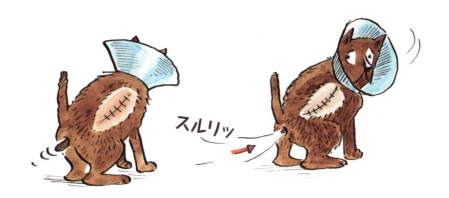

手術の後の便秘。便はするりともどる。

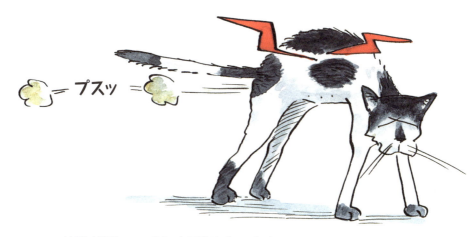

結腸が膨れているとき便秘からの疝痛。
硬い腹、体を曲げて立つ、鼓腸と硬くて小さく色の濃い便。

38 PHOSPHORIC AC. *Acidum phosphoricum*
フォサック（リン酸）Ph-ac.

リン酸（H₃PO₄）は安定したしかし毒性のある化合物である。透明で結晶あるいは液体で存在し、無臭である。肥料の製造をはじめとする化学や薬品業界で主に使用される。

病態生理学、毒性
- リン酸は主に精神、感覚神経、性的行動、骨に作用する。主症状は酸に共通する衰弱や疲労があり、それから精神、その後身体に及ぶ。
- このレメディはとくに成長期の若い動物によく合い、また病後の回復期で体力のない状態にも合う。例えば、急性の感染症の後、体液を大量に失った後、精神的なトラウマの後などである。このような症状は犬や猫どちらにもみられ、フォサックでの治療がうまくいく。

行　動
- フォサックの患者はじっと動かず、引きこもりがち、やる気もなくほとんど無感覚状態である。騒音も音楽も嫌悪する (p.25 オーラム Aur., p.40 カル カーブ Calc., p.76 イグネシア Ign., デジタリス Dig.)。動作で症状が悪化するため、あらゆる身体的な活動を避ける。このような状態の犬では何もできないことは明らかである。非常に無気力で、精神の衰弱から集中力にも欠ける。訓練したこともすぐに忘れてしまうため、毎日同じところから始めなくてはならないのかと思うほどである。
- 悲しそうに見え、ひとりでいるとすべての症状が悪化する。フォサックは顕著な"ホームシック"のレメディで、むしろイグネシア Ign. (p.76) やネイチュミュア Nat-m. (p.100) あるいはカプシカム Caps. よりも上位にランクされる。フォサックの動物はやる気がないので、慰めでも好転せずイグネシア Ign.やネイチュミュア Nat-m. とも多少異なる。

頭　部
- 目はすきま風や光に敏感で、涙が出やすい。網膜に退行性の変化がみられることもある。
- 歯茎が腫れ、出血する。舌と喉は乾燥し滑らかでつやがある。

消化器官
- 喉が渇き、ドライフードよりもウェットタイプのエサの方を好む。パンは好まず、水分の多い果物を欲しがる。食べることでは全体的な調子はよくならず、食後にはかえって眠くなり睡眠をとらなければならない。
- 鼓腸をともなう疝痛があり、色の薄いキラキラした便の痛みのない下痢のある場合でも、体液喪失の他のケース（授乳、出血、膀胱炎）とは異なり、衰弱をともなわない。
- 夏の暑いさなかの下痢同様に、すい臓の内分泌あるいは外分泌障害においても、フォサックが必要となる。

泌尿器官、生殖器官
- 頻尿で量も多い。尿は濁っており、とくに糖尿では尿中にグルコースや高い値のリン酸塩が含まれる。
- 繁殖用のオス犬では、酷使されたり病気がもとで、疲弊や不能になっている場合は、全体像があっていればフォサックでの治療が功を奏すだろう。
- 卵巣の機能低下をもつメス犬にもよい。また、出産後あるいは授乳量の多さで衰弱し鈍麻になったメス犬にも合う。

運動器
- 成長期の若い動物、とくに長骨の成長時期においては成長痛やその他の骨形成の異常が見られることもある。それらには、股関節形成異常や離断性骨軟骨炎、肘関節形成異常、あるいは内側鉤状突起分離などがある。カルクフォス (Calc-p.,p.43) やストロンチューム カーブ Stront-c.、フォスフォラス (Phos., p.115) に並んで、フォサックも考慮しなければならない。
- 四肢は冷たく、少し無理するだけで震えが出る。

基　調
- 悪化：悲しみ、ひとりでいること、接触、光、音、臭い、体液の喪失、温かいエサ、寒冷な気候、激しい天候の変化、雷雨、朝、夕、過度の性活動で。
- 好転：食事、冷たいエサ、睡眠、マッサージ、暗闇で。

38 フォサック（リン酸）Ph-ac.

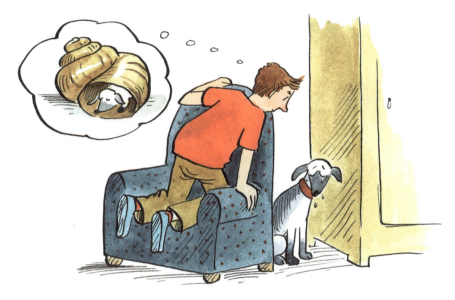

引きこもり、悲しい、やる気がない。ホームシックと疲労のレメディ。

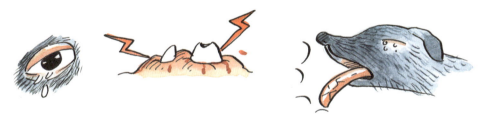

涙が出やすい、腫れた歯肉、舌と喉は乾燥し、なめらかでつやがある。

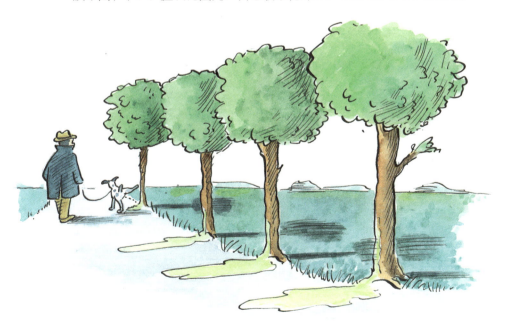

頻尿で多量。

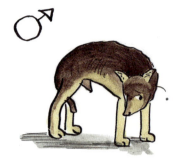
オスは疲弊し、インポテンツ。

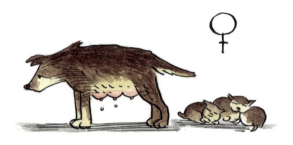
出産と授乳のしすぎでメスは体力がなく鈍麻。

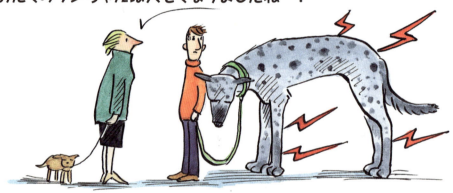
成長痛。とくに長骨。

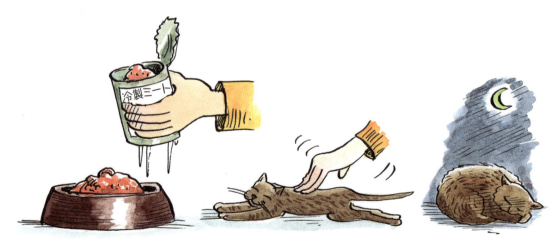
冷たいエサ、マッサージ、暗闇と睡眠で万事好転。

39 PHOSPHORUS *Phosphorus*
フォスフォラス（リン）Phos.

黄リンは非常に毒性の強い自然発火しやすい物質で、暗闇で光を放つ。以前はこれをマッチの製造に使用していた。

病態生理学、毒性
- レシチンの構成要素としてリンは脳に親和性がある。核タンパク質に関係して細胞のクロマチンに含まれ、また ATP（アデノシン三リン酸）に関係して代謝にかかわっている。さらに、自律神経や骨、肝臓や心臓にもとくに親和性がある。カルシウムはリンと緊密な相互関係にあり、リンによって活性化される。
- 急性のリン中毒は、肝臓の腫れ、黄疸、皮膚内出血、粘膜や歯茎からの出血があり、慢性の症状では、無尿症、顎の壊死、脂肪肝とそれに続く肝硬変、毛細血管出血がある。
- とくに若く痩せた犬や猫に見られる。

外見と行動
- 細身で毛はつやがあり、生き生きとして愛想がよい。
- 犬は快活で多動の場合もある。日ごろの訓練に集中できない。長続きしないので、休憩を入れながら、またはしゃいだり遊んだりの訓練が必要。
- 暗闇への恐怖。夜には出歩かない。
- 犬猫ともに、音に敏感で怖がり。紙袋が擦れただけでも反応する。電化の変化に敏感に反応し（ロドデンドロン Rhod.）雷雨の 2 時間前にはすでに察知して、ひっそり逃げ込んで震えたり、なでられることを嫌がる（普段の行動に反して）。
- 病気や授乳からくる疲労に合う。
- 怖がり、不安、非常に頼りない。注目の的になりたくてそれを常に要求する。飼い主のいくところにどこへでもついていく（p.22 アーセニカム Ars.）。やりたくない訓練には、頑固に意地を張って避けようとする。
- スキンシップを求め、なでられるのを大変好む。
- 別れに対する恐怖で、椅子やテーブルの脚をガリガリ噛んだり、クッションや新聞をバリバリに破いたりする（p.124 ポースティーラ Puls.）。
- あまりの恐怖で排尿する。

呼吸器官
- 粘膜の出血傾向。軽い鼻かぜや鼻をぶつけたときに鼻血が出る。嗅覚が異常に敏感（p.85 ライコポディアム Lyc.）。
- 気管支肺炎で、乾いた痛みのある咳。少量の痰が咳とともに出る。痰は粘りが強く、間をおかずに血が混じる。咳は寒さで悪化し、寒さがきっかけで出る（ルーメックス Rumx.）。ケンネルコフ後の乾いた力のない咳。

心臓、循環、血管
- 小さな外傷でも痛みのある血腫ができる。血液凝固の障害により、皮膚や粘膜の小さな傷でも多量に出血する。
- 少しの興奮でも心拍が強くなる。脈は小さく弱い。
- 緑内障をともなう高血圧。視力の問題をともなう。

消化器官
- 常に空腹で喉が渇いている。氷のように冷たい水を好むが、飲んで 10 分ほど経過し胃の中で温まると吐いてしまう。塩辛いものや魚を好む。
- 胃のあたり剣状軟骨の尾部が圧迫に対し非常に敏感。エサを変えると下痢をする（p.124 ポースティーラ Puls.、p.106 ナックスボミカ Nux-v.、p.85 ライコポディアム Lyc.）。
- 肝炎あるいは脂肪肝（全体像があっている場合）によい。
- 硬く細い便あるいは粘液便。大量の下痢は痛みをともなわず体力をうばう。便は不随意に出ることもある。下痢していても食欲はあり、体調はそれほど悪くは見えない。

生殖器官
- オスは性欲過剰、震え（p.67 ジェルセミューム Gels.）、発情しているメスを嗅ぎつけると興奮して飲食物を嘔吐する。食欲には影響しない。
- メスは発情周期が短い。盛りも弱く、しかし長引く。

運動器
- 興奮あるいは無理したあとで、脚の震え。
- 反復性の汎骨炎がみられる。

基調
- 悪化:興奮、光、騒音、臭い、朝、晩、雷雨、音楽、暗闇、圧迫、ひとりでいることで。
- 好転：休息、睡眠、飲食、なでることで。

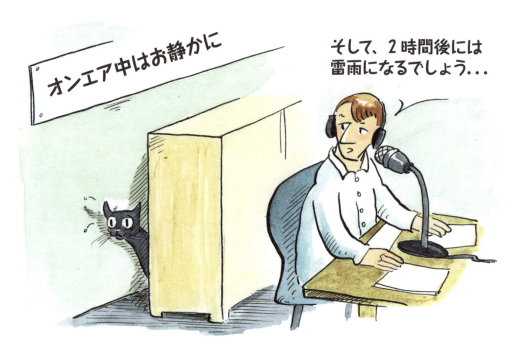

非常に敏感。2時間前に雷雨を感じる。

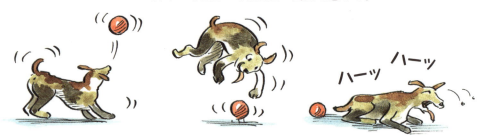

快活で多動ぎみ。ただずっと続きはしない。

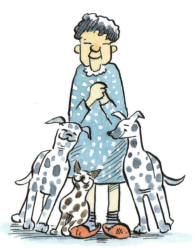

頼りなさげで、頼られることが多い。

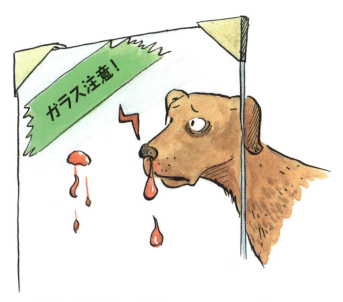

粘膜の出血傾向、鼻血。

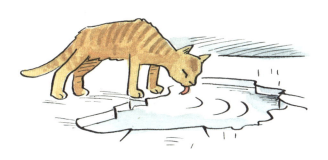

氷のように冷たい水が大好き…

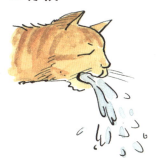

10分後

だが、10分後には戻してしまう。

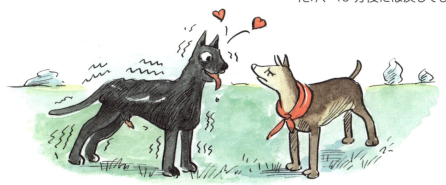

オス犬は性欲過剰で震える。メスは盛りが弱いが長引く。

40 PLATINA *Platinum metallicum*
プラティナ（プラチナ）Plat.

プラチナは不活性の物質で単独ではなく他の金属との混合物として存在する。酸に耐性があり酸化もしない。プラチナからはジュエリーを作ったり、歯科材料として用いられたり電子製品の部品として使用される。
ホメオパシーのプラティナはとくに行動や神経系、生殖器官に作用し、精神や身体のレベルにおける症状に矛盾が見られるという特徴がある (p.58 カモミラ Cham.)。
犬や猫に対して同じように使用される。人間に使用する時はどちらかと言うと"女性のレメディ"であるが、ペットに対しては性別に関係なくグループ内でのランクの高い動物に合っている。

行動

- 貴金属であるプラティナは自意識の高い動物に合い、そのような動物は争い事にはほとんどかかわり合う必要がない。しかし、非常に意固地で細かいことにこだわる性格のため、とくに変化に対してはイライラし、他の動物に怒りをぶつけたり乱暴に攻撃をしかけることによって怒りを鎮めることができる。
- この融通のきかなさにもかかわらず、たやすく興奮し (p.73 ハイオサイマス Hyos.)、さらには神経細やかで人懐っこいかと思えば怒りっぽくなるなど変わりやすい。この怒りっぽさは飼い主やトレーナーに対してではなく、どちらかと言うと他の動物に対してぶつけられることが多い。
- 学習は速く、仕事もきちんとできる。ただ、グループでは他の犬の逸脱した行動を受け入れることができず、きっぱりとした態度で、頼まれもしない"サブトレーナー"的な役割を担う。これは自意識の高さ、つまり傲慢さによるもので、オーラムのように常に賞賛を必要とするわけではない。家族に新しく加わった者を自分より下のランクだと見なしてしまうと、無視するかあるいは寛大に迎え入れる。ラカシスの症状像とは異なり、プラティナの動物は飼い主からの愛情という点では嫉妬深くはないので、飼い主に対して攻撃的になることはなく、ただ新参者に対して自分よりもランクが下であるということを示すだけである。
- とくに猫においては、ライバルがランク付けにおとなしく従わない場合に、これ見よがしのマーキングという行為で自分の不満をぶちまける。
- 自分に注意をひく行動を通して、犬も猫も、家族のだれもが自分を避けることはできないのだと示す。つまり、邪魔なところにわざわざ横たわってみたり、ソファーを占領したり、あるいは過剰に毛づくろいをしてみたり、飼い主が何かほかのことで忙しい時に自分の存在を見せつける。
- 細かく動く猫のしっぽの先や耳を立てた犬の行動から、彼らがかなり興奮しているのだということが分かる。体のその他の部分や姿勢がリラックスしていても、そして動きがクールなしなやかさを醸し出していても、である。このような行動により、明らかに他の動物とは距離を置いているのであり、それは一緒に寄り添って寝ないことやお互いにグルーミングすることがほとんどないことからもわかる。

生殖器官

- プラティナの動物には、顕著な性欲がある。
- メスは卵巣嚢胞の傾向があり相応の色情症的行動が見られる。早熟で頻繁に自慰行為もし、外性器への接触に敏感に反応する。例えば、綿棒での検査用標本を採取するときである。エストロゲン値は排卵を起こすには低すぎて不妊となる。また、子宮繊維腫や内膜症になる傾向がある。
- オスは性欲過剰で、この状況では飼い主がリードの長さや外すことを制限したりすると、飼い主に対してさえ攻撃的になることもある。
- 臓器の症状がプラティナで治癒するはずであれば、そこには興奮しやすさや行動の矛盾がともなっている。それらの症状は、発情周期に関係して盛りのついた時期に起こることがよくある。

原因

- かなり古い精神的なトラウマ。その過去の出来事に対してうまく対処できず (p.136 スタフィサグリア Staph.)、冷遇され不信感を抱いた経験から。

基調

- 悪化：晩、ストレス、休息、食事を抜かれることから。
- 好転：戸外での運動、寒冷、ひとりでいることから。

40 プラティナ（プラチナ）Plat.

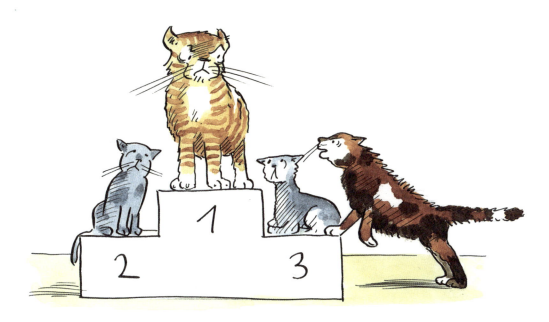

支配的で自意識の高い動物。自分の優勢が脅かされそうになると…

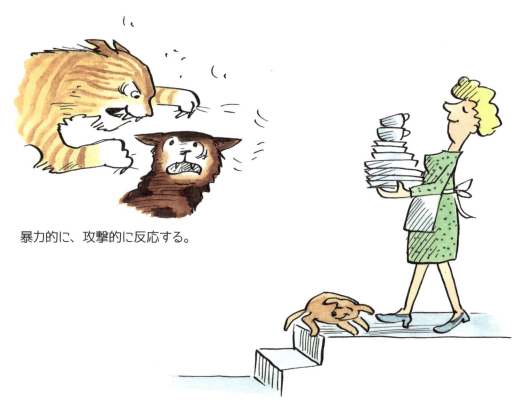

暴力的に、攻撃的に反応する。

注意をひきたがり、邪魔なところに寝そべるのが好き。

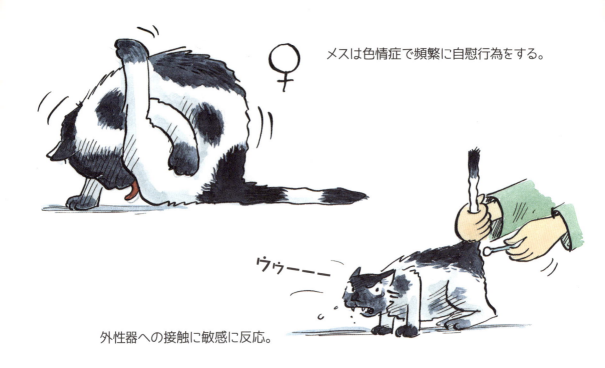

メスは色情症で頻繁に自慰行為をする。

外性器への接触に敏感に反応。

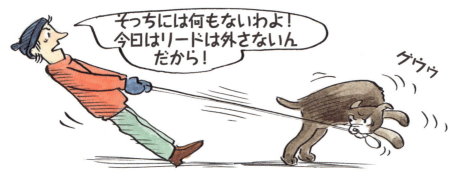

オスは性欲過剰。(リードをつける義務のある)飼い主に攻撃的に反応する。

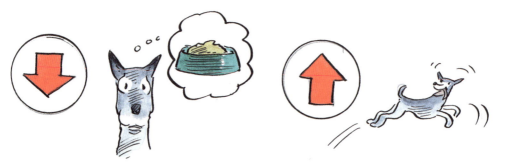

ストレス、休息、食事を抜かれることから悪化。　戸外、寒さ、ひとりでいることから好転。

41 PSORINUM *Psorinum*
ソライナム（疥癬）Psor.

ソライナム（疥癬ノゾーズ）は、じん帯や繊維性の組織と密接に関連しており、同種の法則に従って使用される。典型的な局部の症状に対して、自己治癒力による反応が乏しく、ひどい疲労と治りの悪さをともなう時に合う。バイタルフォース（生命力）停滞のサインとしては、同種のレメディであるソライナムに対してだけではなく、その他のレメディに対しても見られる反応の悪さである。このような場合、犬や猫にも使用される。

外見と行動
- ソライナムの動物は落ち着きがなくナーバス、怖がりで不安、そして非常に冷えている (p.148 バレチューム Verat.)。振る舞いから哀れな弱々しい印象を受ける。定期的にブラッシングしてもらっていても貧弱で手入れされていないように見える (p.142 ソーファー Sulph.)。
- 反応の乏しさのためすぐに限界が来る。予測できない状況で適切に反応することができず、傷つきやすく悲しそうにみえる。あるいは自分を閉ざし、意地っ張りで頑固さを見せる。ちょっとしたストレスや軽い感染や怪我の割にはやたらと哀れで虚弱に見える。

頭部
- ソライナムの患者はすきま風に敏感で風邪をひきやすく、繰り返しおこる粘膜のカタル、リンパ腺炎、のどがひどく腫れる扁桃炎などを起こしやすい。慢性の耳炎では濃い黄色で悪臭のする刺激性の分泌物をともなう。
- 結膜炎では羞明があり、瞼のふちは炎症を起こして目を開けておくことがほとんどできない (p.67 ジェルセミューム Gels.)。
- 風邪でもほとんど発熱せず、軽い症状の割にはだるそうで疲弊したように見える。

消化器官
- 喉の渇きがある。いつも空腹だが、ひどい急性疾患の後では食欲が全くなくなることもある。
- ストレスに対する弱さから、天候の変化や歯牙発生時あるいは病気の後で、しゃっくりや嘔吐あるいは下痢が起こりやすい。便は突然飛び出るように出て、夜中の 1-4 時に多い。便は細くても色が濃く、腐った肉のような臭いがする。肝臓の痛覚過敏帯には圧痛があり、エサを食べたり腹部のガスが排出されると楽になる。

皮膚
- 体から腐敗臭を発散する。毛は薄く、乾燥してつやがない。皮膚は荒くフケがあり丘疹や膿疱、湿って腐肉臭のする湿疹に覆われている。ひどい痒みがあり、全体的な冷えにもかかわらず湿疹は温かさで悪化する。この矛盾は、フォスフォラス(Phos., p.115)やアーセニカム(Ars., p.22)、あるいはカーボベジ (Carb-v., p.49) と共通している。
- 皮膚の問題は周期的に現れる。決まった期間をおいてか決まった季節に、あるいは別の身体症状と交互に起こる。バイタルフォース（生命力）の弱さからソライナムの患者には外部寄生虫のケースもある。とくに若い犬では毛包虫症やヒゼンダニによる症状の治療にこのレメディが示唆される。このときも、全体的な症状が合っていることが必要。
- ソライナムの動物はアレルギー性反応の傾向がある。

生殖器官
- メスでは、臭い白帯下がほとばしる分泌物と一緒に出る。
- オスは対象となるメスに対してあらゆる興味を失い、尿道から臭い分泌物がでる。

基調
- 悪化：天候の変化、戸外で、嵐、雷雨、暑さ、無理をすること、発疹の抑圧で。胃腸の症状と呼吸器の症状は冬に悪化する。皮膚の問題は春の暖かさで悪化する。
- 好転：じっと横たわること、食事、急性疾患が始まる 1-2 日前に。

もう1時間もトラみたいに行ったり来たりしてるよ！

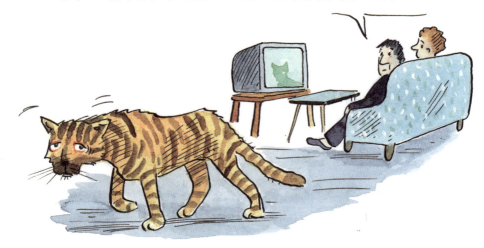

落ち着きなくそわそわ、怖がり。哀れな弱々しい印象。

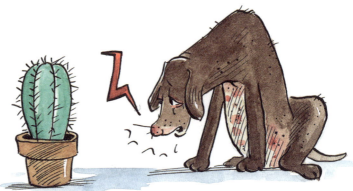

ちょっとした怪我なのにやたらと痛々しく哀れに見える。

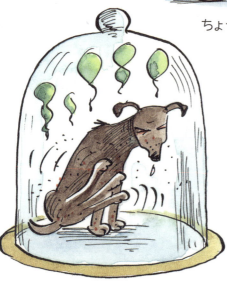

体から腐敗臭を発散する。
皮膚は膿疱や腐肉臭のする湿疹に覆われている。

すきま風に敏感。風邪をひきやすい。
粘膜のカタルなど。
濃い黄色の臭い刺激のある分泌物を
ともなう慢性の耳炎。

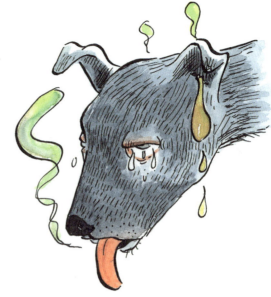

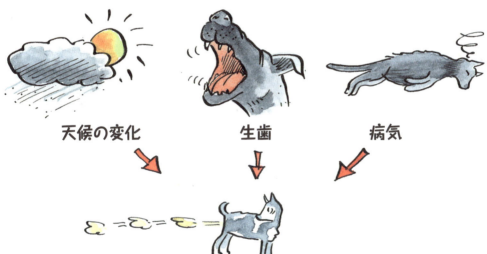

天候の変化、歯牙発生の間、病気のあとで、しゃっくりや嘔吐あるいは下痢。

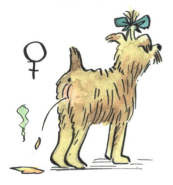

メスではほとばしる分泌物。

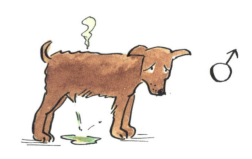

オスではメスへの無関心と分泌物。

42 PULSATILLA *Pulsatilla pratensis subsp. nigricans*
ポースティーラ（セイヨウオキナグサ）Puls.

セイヨウオキナグサはキンポウゲ科に属する植物で、ヨーロッパの草地に広く分布している。乾燥した全草からレメディが作られる。

毒 性
- 主な有効成分であるプロトアネモニンには毒性があり、とくに皮膚、粘膜そして静脈に作用する。マザーチンクチャーを少量点滴すると血圧が下がり、その結果すべての臓器の循環も低下する。循環の低下により、静脈や毛細血管、門脈と腸間膜血管にもうっ滞が起こり、全体的な消化機能が低下する。ついには循環不全と心肺停止が起こる。
- 犬や猫に頻繁に使用される（主な特徴としてはうっ滞）。

行 動
- メスでは、やさしく頼りない印象、素直で怖がり、どちらかと言うとおっとり、しかし動作で好転する。温かい愛情を求める（p.58 カモミラ Cham.）。頑固だが見た目は愛想がよく、自分の意志を暴君的に実現しつつうまく隠している（p.85 ライコポディアム Lyc.）。別れへの恐怖がある。
- オスでは、親切で好奇心が強く、快活で自発的に行動する。しかし、不安と別れへの恐怖がある。
- オスとメス両方に共通しては、ひとりでいると悲しそうに吠え、物をガリガリに噛み（p.115 フォスフォラス Phos.）、抗議行動として排便（p.106 ナックスボミカ Nux-v.）したり排尿したり（p.85 ライコポディアム Lyc., p.115 フォスフォラス Phos., p.73 ハイオサイマス Hyos., p.100 ネイチュミュア Nat-m.）する。
- 変わりやすく矛盾した予期せぬ症状が心身の両方に見られる。（"風見鶏のようなレメディ"）
- 調和のとれた平和な環境に依存している。

頭 部
- 青白く黄色がかったピンクの粘膜。粘りの強い大量の分泌物があり、きみどり色で刺激はない。炎症は亜急性から慢性に進行する。
- 乾燥した口粘膜。舌は血の気のないうすピンク色から黄色。粘りの強い粘液で覆われている。口が乾燥していても喉の渇きはない（p.13 エイピス Apis, p.106 ナックスボミカ Nux-v.）。
- 肝臓の代謝障害のため口臭がする。

消化器官
- 味覚の鈍麻あるいは味覚障害のため、むらのある食欲。脂っぽいもの（p.133 シリカ Sil., p.106 ナックスボミカ Nux-v.）や果物、冷たい食べ物や甘いものは合わないにもかかわらず、これらを欲すると同時に逆に嫌悪もする。全体的にえり好みする（p.85 ライコポディアム Lyc.）か、まったく食欲がない。
- 温かいエサは吐き出してしまうので、冷たいエサを与える。冷たいエサや水は、腹腔内の血液のうっ滞のため消化できず嘔吐する。雪を食べたり霜をなめることから胃炎になる。
- 食後（約1時間）の胃痛（p.106 ナックスボミカ Nux-v.）では、上腹部が接触に非常に敏感になる（鑑別診断：ナックスボミカ Nux-v. 脇腹）。
- 丸くなって（コロシンス Coloc.）ではなく、体を伸ばして横たわる（p.106 ナックスボミカ Nux-v., ダイオスコリア Dios.）。あるいは部屋の中をゆっくりとウロウロする。グルグル、ゴロゴロなる膨張した腹部、疝痛と下痢（とくに晩）。疝痛の間は、定期的に嘔吐する。日中は普通の便。
- 便の様子や色は変化するが、常に悪臭がし、粘液が混じっている。
- 排便後でもまだ鼓腸がある。胃が空っぽになると嘔吐は止まる。悪寒がするにもかかわらず、冷たい外気を欲する（暖かさはうっ滞の症状を悪化させるため）。消化器官の問題があると人恋しくなり、めそめそして絶対にひとりになりたくない（p.76 イグネシア Ign., p.100 ネイチュミュア Nat-m.）。

生殖器官
- メス犬は晩熟で（p.40 カルカーブ Calc.）、若年性膣炎ではきみどり色の分泌物。最初の発情期は遅く、弱い（アリストロキア Aris.-c.）。短い時もある。発情前期が長い。閾値以下のエストロゲン値のため、排卵の遅れやあるいは無排卵になる。場合によっては子宮内膜症を引き起こし、次の発情期には子宮蓄膿症となる。
- うまく妊娠した場合でも、なかなか進まない出産、弱い陣痛。孤独に引きこもるのではなく誰かにそばにいて欲しい。
- 偽妊娠の場合、おもちゃを集めて抱っこする。顕著な偽妊娠では膝の上に座りたがり、腫れた乳腺に冷湿布をあててあげると喜ぶ。

基 調
- 悪化：閉め切った部屋、温暖、休息、晩から真夜中前まで。
- 好転：十分な運動、寒冷、外気、冷たいエサ、愛情のこもった思いやりで。

42 ポースティーラ（セイヨウオキナグサ）Puls.

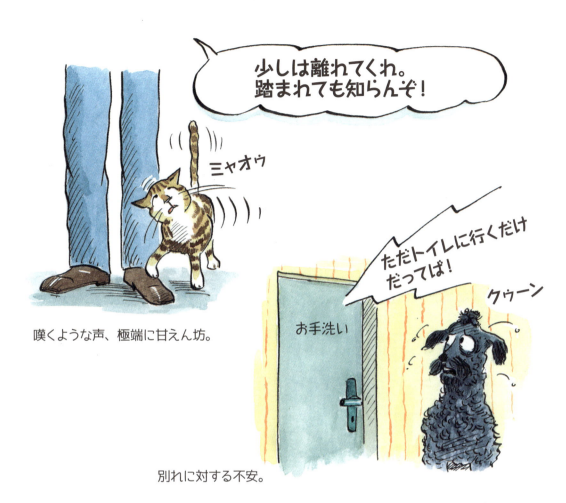

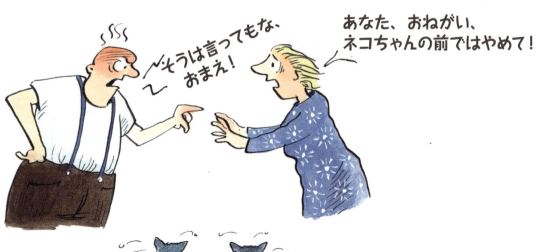

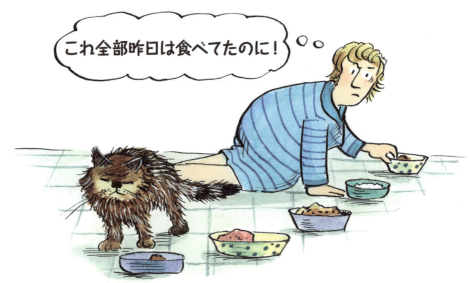

えり好みが多い。

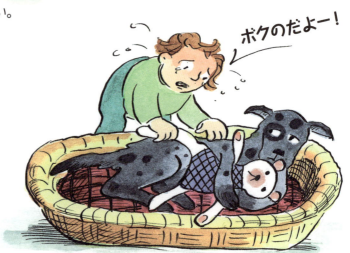

偽妊娠中で、子供のおもちゃを盗む。

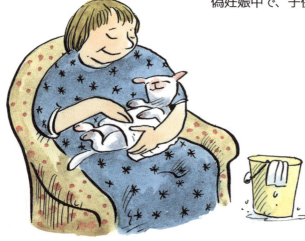

膝の上、冷湿布で好転。

43 RHUS TOX. *Rhus toxicodendron*
ラストックス（ツタウルシ） Rhus-t.

ツタウルシはウルシ科の植物で、レメディの製造には若い新芽が使用される。

病態生理学、毒性
- ツタウルシの葉に少し触れただけであっても、その綿毛にある毒性の茶色の汁が皮膚につくと、非常に痒みの強い水疱様の発疹が生じる。この汁は暗闇あるいは湿気で最大の毒性を発揮する。進行すると発熱し、関節痛やリンパ節の腫れが生じる。
- 皮膚や粘膜、結合組織、靭帯、関節、脊髄神経に作用する。
- 犬や猫に頻繁に使用される。

行 動
- ひどい落ち着きのなさ。ウロウロ歩き回り、いつも寝床を変えている。3秒ごとに横たわる体勢を変える。痛みやかゆみのため、怒りっぽいというよりはおとなしく少し悲しそうにも見える。
- 夜に恐怖があり (p.22 アーセニカム Ars., p.124 ポースティーラ Puls., p.142 ソーファー Sulph., アイオダム Iod.)、ウロウロ歩き回る。とは言っても、ひとりでいることを好み、自分の場所にこもる。寝床の温かさは気持ちよいものの、飼い主の部屋やベッドに来ることはない。
- 症状は主に無理のしすぎや冷えで現れる。

頭 部
- くしゃみの出る鼻かぜは、粘りの強い悪臭のする黄色い膿様の分泌物がある。あるいは、体がずぶぬれになって冷えた後の苦しい咳が夜に悪化する。
- 舌は赤く、乾燥して荒れている。顎関節もその他の関節同様に音がする。

心臓、循環系
- 心肥大は機能低下をともなう。過度の訓練の強要によって疲労した犬 (p.19 アーニカ Arn.)。速く弱い脈。心拍は座ると強くなり、軽い運動でよくなる (鑑別診断：p.19 アーニカ Arn.)。

消化器官
- はげしい喉の渇きがある。冷えはよくないにも関わらず、冷たい水を欲する。水を飲むと下痢は悪化する。症状を軽減するために、体を曲げて横たわるか腹ばいになる。
- 消化の問題は冷えあるいはずぶぬれになることから起こる。例えば、夏の暑い日に冷たい水の中で泳いだりしたとき。

皮 膚
- アレルギー性の痒みの強い湿疹は膿を持った丘疹で、接触性アレルギーの場合、とくに下腹部に現れる。足指の間の湿疹は強い痒みがあり、行動がひどく落ち着かなくなる。
- 痒みはこすったりなめたりすることではよくならない。発熱には皮膚症状がともなうか、風邪で発熱した後に蕁麻疹が現れることもある。

運動器
- 無理をしたりや外傷からくる関節周囲組織、腱鞘や靭帯の損傷に (鑑別診断：p.19 アーニカ Arn. 動作で悪化する) 合う。
- 筋肉痛は典型的な基調を持つ。つまり、動き始めの痛みの悪化や歩行困難 (立ち上がるのにひと苦労) と、動作の継続での好転 (いったん動きのリズムに乗らねばならない) である。硬いマットのほうを好む (p.37 ブライオニア Bry.)。
- 無理しすぎや発汗による冷えからくる関節炎。炎症のある関節は少し腫れ、反体側の同じ部位よりも幾分熱をもっているが、熱くはない。
- 靭帯や関節の緩みあるいは膝蓋骨脱臼の傾向がある、そしてつまづきやすい動物に (カルクフォス Calc-f., p.133 シリカ Sil.) 合う。動作で好転することがまだ見られない初期の段階であっても、ラストックスは症状の出始めのレメディである。脱臼のアフターケアでこのレメディを使用することによって、靭帯を固定し関節を安定させることができる。椎間板症の動物で、立ち上がることが難しく立ち方もぎこちない場合や、不安定で歩けないために後療法が必要な場合には、やはりラストックスをレメディ選択の候補に入れるべきである。

基 調
- 悪化：寒冷、すきま風邪、とくに発汗の後、無理のしすぎ、伸ばしすぎ、動作の開始で、夜に、とくに真夜中過ぎ、乗馬、乗車、冷たい水を飲むことから。
- 好転：継続する軽い動作、暑さ、体勢を変えること、温暖な乾燥した天候で。

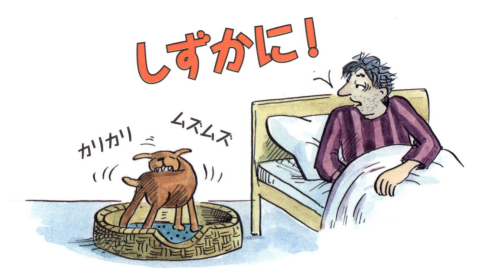

落ち着きがなく、常に体勢を変える。

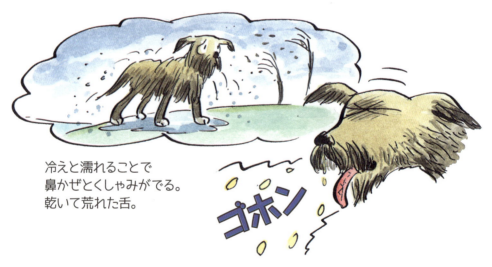

冷えと濡れることで
鼻かぜとくしゃみがでる。
乾いて荒れた舌。

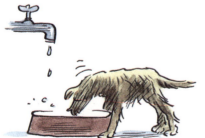

とても喉が渇く。
冷たい水が飲みたい。

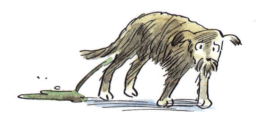

水を飲んだ後で下痢が悪化。

43 ラストックス (ツタウルシ) Rhus-t.

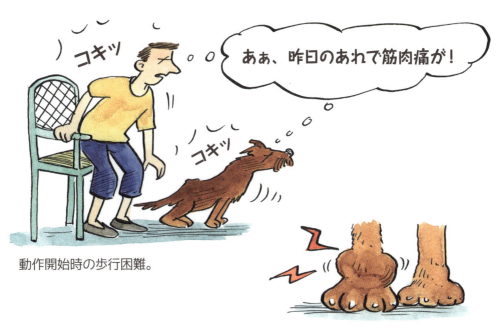

動作開始時の歩行困難。

関節炎。関節の腫れと熱。

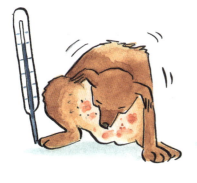
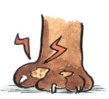

ひどい痒みの
じくじくする湿疹と膿疱。
とくに下腹部や指間の湿疹。

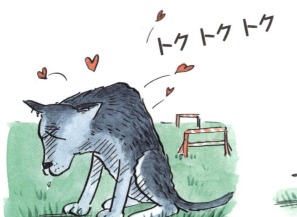

速く弱い脈。頑張りすぎたあとで。

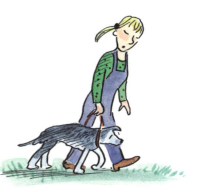

静かに歩くことで好転。

44 SEPIA *Sepia officinalis*
シイピア（コウイカの墨） Sep.

コウイカは頭足類に属し、茶色（セピア色）の濃い液体であるイカ墨からホメオパシーのレメディが作られる。その中には、炭酸カルシウム、硫酸ナトリウム、塩、そしてメラニンが含まれる。もちろん症状の類似性はあるが、シイピアは独立した作用をする。

病態生理学
- シイピアは静脈系に作用しとくに門脈（p.124 ポースティーラ Puls.）、内分泌、生殖器、メスの骨盤、消化器官そして間接的に皮膚に作用する。
- シイピアは犬と猫（のメスに多く）使用される。

行　動
- 一匹狼の職業犬。常に動いており、ゆったりと歩いたりリードにつながれているよりは、自由に走り回ることを好む。首輪はしぶしぶつける（胴輪のほうがよい）（p.82 ラカシス Lach.）。
- 群れや家族の中で高い地位にいて、とても自意識が高く怒りっぽいか、あるいは内向的でうつっぽく引きこもったり隠れたりする。いずれにしても飼い主と他の動物とに対しては同じ態度を示す。つまり自意識が高いとランクの低いものは単に無視され、内向的だと社会的なコンタクトを避ける。牧羊犬には不向き。
- 幼いうちからすばやく、きびきびとしている。変わり者。
- 自分を隔離することや外との接触を避けること（そして防衛的）から、そして攻撃性から、明らかに全般的な調子が変化したことが分かる。そのようにして、歳を取ったり疲弊した動物には内向的な行動とともに、シイピアに独特のたるみや結合組織の弱さが見られる。そのほとんどは、ホルモンの問題と関係している。
- 車に乗ることをいやがる。落ち着きなく跳ねまわったり声を出したり（p.106 ナックスボミカ Nux-v.）するが、車が停まるとおさまる。

消化器官
- 食べ物が目に入ったり、においがすると、ムカムカした吐き気が起こる。平滑筋全般的に起こる低血圧症からくる、猛烈な空腹と喉の渇き。好き嫌いも激しく、酸っぱいものを好み魚を嫌悪する。脂っぽいものや乳製品を食べた後で皮膚の問題が出る。
- たくさんの細い便をするときもあれば便秘もある。便は硬く、不足気味。排便が困難（硬い便でなくても）。

皮　膚
- 皮膚と結合組織のたるみ。皮膚は脂っぽく色素沈着がみられることも。毛は薄い。屈曲部に見られる痒みの強い水疱様の発疹。痒みはひとりでいるときよりも誰かといるときのほうが強い（ナットカーブ Nat-c., p.103 ナットソーファ Nat-s.）
- 盛りのついた時期、出産や去勢の後で、脇腹に左右対称の脱毛が見られる。
- 歳をとると、つるつるの色の濃いイボが見られることがある。

泌尿器官と生殖器官
- メスでは、ぽたぽた垂れる尿、とくに眠っている間（去勢されたメス犬に多い）。尿瘻のため、痛みと痒みのある外陰の炎症と刺激のある臭い分泌物がみられる。
- 内分泌のバランスの乱れは脳下垂体や排卵、副腎皮質に関係し、それが生殖器官の形や機能、生殖行動に影響する。卵胞閉鎖のため発情は弱いか全くない。慢性の子宮内膜炎のため、悪臭と刺激のあるきみどり色の帯下があり、それは動作によって生じる。排卵があっても、子宮内膜の変化により着床しない。
- 明らかに排卵していることが分かる場合でも、まったく、あるいは誰かれもとは交尾しない。偽妊娠中は他のどのメス犬にも攻撃的になる。
- 出産で、あるいはその後、子宮脱がある。子犬たちは母犬に無視されるか、飼い主が授乳を手伝っても子犬たちは追い払われる。産後の子宮収縮はなかなか進まない。
- 結合組織のゆるさから乳房が垂れる。子宮も下がり痛みをともなう。その痛みは動作で始まり、激怒するほど痛い。ただ、動作では好転する。

運動器
- 四肢の筋肉は委縮し、緊張は低い。ぎこちない立ち方をして、横たわった姿勢では四肢が引きつる。脚は明らかに胴体よりも冷たい。

基　調
- 悪化:寒冷、湿気、発情期、出産、朝、晩、揺れ（車に乗る）から。
- 好転：無理やり動かすこと、温暖、圧迫、睡眠の後で。

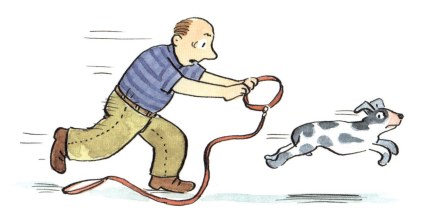

首輪はつけてもいやいやながら、しぶしぶつける。

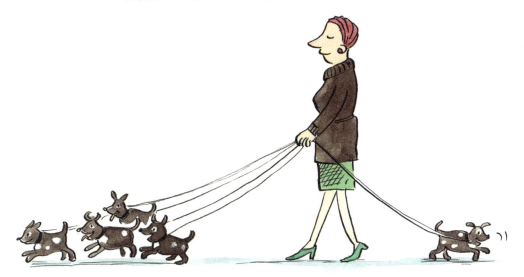

幼いころから、素早くきびきびした変わり者。

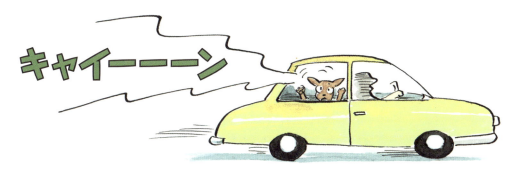

車に乗るのが嫌い。落ち着かず、だまっていられない。

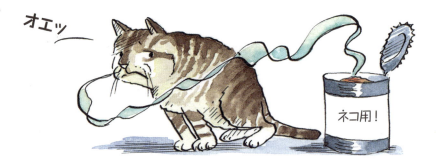

エサの臭いだけでもすでに気持ち悪い。

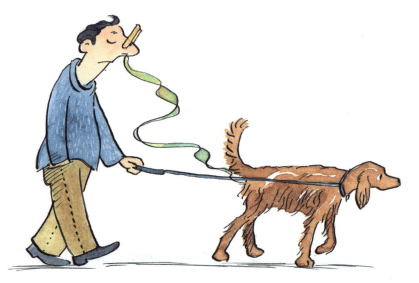

悪臭のする帯下。とくに動作で。内膜炎から。

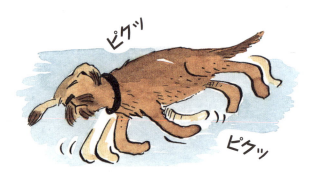

筋肉が収縮し、四肢のひきつり。

45 SILICA *Silicea terra*
シリカ（二酸化ケイ素）Sil.

シリカは砂や水晶に含まれる二酸化ケイ素という安定した形である。哺乳類の生体ではシリカは卵膜とへその緒の結合組織や支持組織に含まれる。

シリカは犬や猫では、体の面でも行動の面でもそのバイタルフォース（生命力）が不足している場合や支えが少ないときに使用される。同化作用と異化作用の障害があると、不足気味になる。

病態生理学
- バイタルフォース（生命力）の不足と体温の低さから免疫力が低下する。リンパ節の腫れをともなう風邪（p.40 カルカーブ Calc.）や、肺炎、寒さへの過敏さ（p.22 アーセニカム Ars., p.121 ソライナム Psor.）、化膿しやすい傾向、傷の治りにくさなどがある。予防接種後の発熱、疲労、中枢神経の疾患。

外見と行動
- 幼いうちは痩せてひょろひょろ、大きな頭、膨張した腹（p.40 カルカーブ Calc., p.85 ライコポディアム Lyc.）、実際より歳をとって見える（p.85 ライコポディアム Lyc.）。
- 大きな恐怖、従順、知的発達の遅さがある。落ち着きがなく音に敏感で、外からの刺激や変化に反応する。不安と恐怖。学習はとても努力を要し、疲れる。何度も繰り返しが必要（p.40 カルカーブ Calc.）。全て正しくやろうと頑張る。命令される前にすでに服従体勢をとる。
- 不安げな振る舞い、いじめられっこ。
- 飼い主の苦悩によって不安が増し、飼い主を慰めようとする意思がピタッと寄りかかる行動として現れる。繊細である一方で片意地で頑固。

頭部
- 化膿した結膜炎と羞明、粘りの強い黄色の分泌物。くっついた瞼。鼻涙管の詰まり。麦粒腫（p.136 スタフィサグリア Staph.）。
- 黄色い濃いチーズのような刺激のある分泌物が鼻と耳からでる（p.70 ヘパソーファ Hep., p.22 アーセニカム Ars.）。
- 耳下腺と下顎リンパ節の腫れ、臭い痰をともなう反復性の化膿した扁桃炎。
- 遅い歯牙発生（p.40 カルカーブ Calc.）、歯茎の膿瘍、歯槽のなかのぐらついた歯（鑑別診断：シンファイタム Symph. は外傷の後のぐらつき）。

呼吸器官
- 慢性の気管支炎、肺炎（p.115 フォスフォラス Phos., p.22 アーセニカム Ars.）では息の詰まりそうな咳が出る。大量の黄色い腐敗臭のする痰、遅い回復。
- 猫カゼにも合う。

消化器官
- 母乳が体に合わない乳飲み子の犬（p.10 アンチモン クルーダム Ant-c., p.40 カルカーブ Calc.）、あるいは母乳を拒否する（Cin., p.43 Calc-p.）。
- 少量を頻繁に食べる（常に空腹なのは同化作用障害のため）。食べられないものまで食べる。例えば砂など。エサと水は冷たい方が好き。水は飲んだら吐くことが多い（p.124 ポースティーラ Puls.）。
- 膨張した腹部は、触診で痛みがある。圧迫に敏感な肝臓あたりの部位。
- 大きな腸の音、軟便であっても排便は困難で疲労させる。便がひっこむ。便秘（p.145 スーヤ Thuj., p.109 オピウム Op.）、腐敗臭のする下痢便（p.22 アーセニカム Ars.）、未消化のものが混じる。
- 免疫の低下により、場合によっては寄生虫のケースもある。反復性の肛門嚢の炎症で水っぽい分泌物がある。

皮膚、毛
- 薄い皮膚、ぼさぼさで切れやすい毛、つやのない薄い毛。早いうちから白くなる（p.85 ライコポディアム Lyc.）。
- 小さな傷でも化膿しやすい。硬く痛みのない膿瘍（鑑別診断：p.70 ヘパソーファ Hep.）は治りが悪くケロイドを形成したり、瘢痕になったり、場合によっては傷が開いて炎症を起こす。

生殖器官
- 急性と慢性の乳腺炎。膿瘍の傾向のある乳腺のフィステル（瘻孔）と結節。弱い発情、不妊、流産傾向がみられる。

運動器
- 弱い背中。場合によっては氷のように冷たく細い四肢は大きな腹と対照的（p.85 Lyc.）。指間のしつこいフィステル（瘻孔）（タレンチュラ Tarent.）、ひょう疽、もろく変形した爪（p.10 アンチモン クルーダム Ant-c.）。
- ミネラル化の進まない骨と弱い結合組織。頻繁な長骨の成長障害、膝蓋骨脱臼。

基調
- 悪化：寒冷、すきま風、興奮、突然光が目に入ること、音、新月、満月で。
- 好転：温暖、胃の症状は冷たいエサで、なでること、マッサージで。

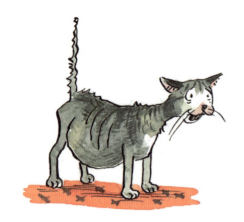

幼いうちはガリガリ、しかしデカ腹。

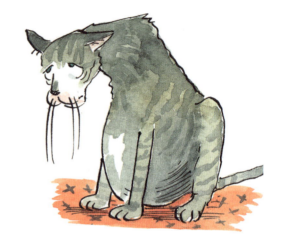

歳とっても、やはり腹が出ている。

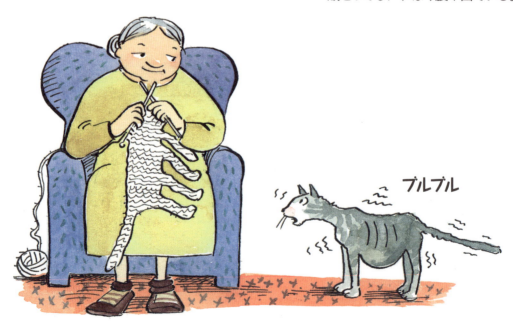

冷え、寒がり、暖かさが必要。

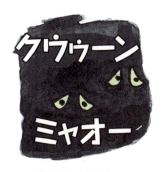

性格的に怖がり、暗闇での恐怖

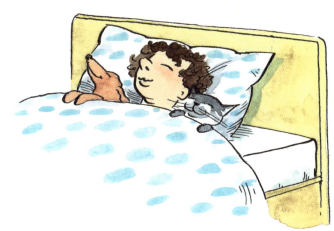

すぐに飼い主のベッドに入りたがる。

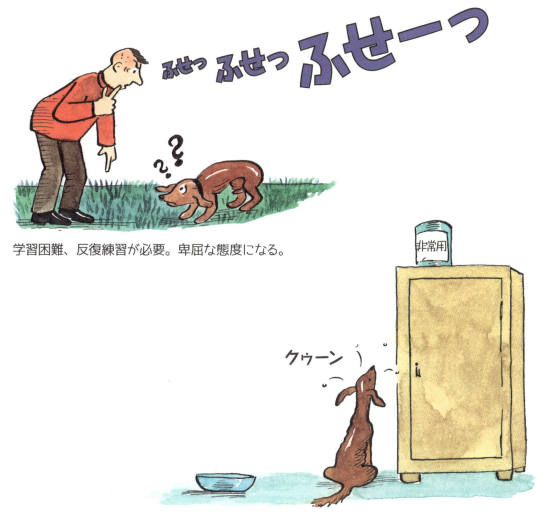

学習困難、反復練習が必要。卑屈な態度になる。

いつもはらぺこ。

46 STAPHISAGRIA　*Delphinium staphisagria*
スタフィサグリア（ヒエンソウ）　Staph.

ヒエンソウはキンポウゲ科の植物で、主な有効成分としてアコニットアルカロイドの一種であるデルフィニンを含む。

作用は脳や脊髄、中枢神経におよぶ。スタフィサグリアは"気分を害するような出来事に対して全くの無抵抗"（メッツガー氏による）を示す。5つ全ての感覚が興奮し刺激を受ける。そこから心身の症状を生じ、消化器官や生殖器官、とくに皮膚に見られる。基本的には抑圧があり、その結果としての心と体のレベルでの硬化がある。とくに、他人の態度によって気分が影響を受ける場合、スタフィサグリアが合う。

行　動
- 心身ともに鋭い神経の持ち主。行動においては飼い主に対して無関心に見える。
- とくに猫では社会性の欠如のため、コミュニケーションが不足気味。ゆえに、社会性の問題については早々にあるいははっきりと反応を示すことはほとんどない。
- 非常に嫉妬深く、怒りやフラストレーションを溜め込むことから、大量のエサを平らげる（鑑別診断：p.76 イグネシア Ign. は"物静かな苦悩"と食欲不振）。あるいは、はっきりしない感情が自傷行為として現れ、腹や脇腹、足先をなめたり噛んだりする。あとでイライラが表出する。
- なでられるのも膝にのるのも嫌い。飼い主から無視されることによって気分を損ねてしまうと、注意深く触ることすらきわどい行為となる。

☑ **注意！** スタフィサグリアの行動は、レメディ選択において重要なキーノート（ホメオパシー的に他のレメディと区別できる症状）である。

頭　部
- 乾燥して痒みのある目は炎症を起こし、瞼はかさぶたのようになりくっついている。繰り返し起こる麦粒腫の傾向があり、小さな結節のように硬化したものが残る。
- 歯は割れたすぐ後に黒くなり、歯周組織の中でぐらつく。急速に腐敗し、痛みに敏感。歯肉は炎症を起こし、出血しやすい。唇はかさぶたのようなものに覆われている。

消化器官
- 苦悩による顕著な食欲。満腹でも食べ続ける（p.85 ライコポディアム Lyc.、アイオダム Iod.、シーナ Cina.、p.115 フォスフォラス Phos.）。暴食や冷たいエサで吐き気がし、胸やけや鼓腸疝痛が起こる（p.106 ナックスボミカ Nux-v.、コロシンス Coloc.）。
- 腹部の手術の後、ひどい痛みと内臓の癒着の傾向がある。

皮　膚
- 触られることに敏感。ひどい痒みがありナーバスで、いらいらしている。痒みは掻くことによって変わる（Lac-c.）。
- 湿った場所ができ、刺激のある滲出液が周囲の組織に移っていく。そこにまた新しい水疱ができる。この黄色の分泌物がうろこ状の皮膚からしみ出る。発疹は悪臭がして痛みをともなう。
- 皮膚疾患はフラストレーションやホルモンの変化（思春期、妊娠、産後あるいは授乳期）による結果である。
- 一般的な丘疹、どちらかと言うと乾燥した発疹、脂漏性湿疹、黄癬、思春期の膿皮症、コンジローマ（スーヤ Thuj. やナットアック Nat-act. のような）。
- 水銀の乱用による湿った臭い発疹。
- 発生しやすい部位としては、陰嚢、後頭部、瞼（ペトロリューム Petr.、グラファイト Graph.）がある。毛の生えた皮膚では、濾胞炎やアテローム（p.40 カルカーブ Calc.、カルクアイオド Calc-i.、p.145 スーヤ Thuj.、p.133 シリカ Sil.）がみられる。

泌尿器官と生殖器官
- 興奮すると尿道が焼けるようにヒリヒリするが、これは排尿時にはみられない。（鑑別診断：Caps. は同じように不機嫌。排尿後の痛みがある）。
- オス犬では頻繁な性欲過剰。防御本能の増加によって攻撃的になる（女性飼い主の夫に対しても）。家族内の女性に対してのみ、自分が保護者であるかのような勘違いした意識を持つ。とくに、その女性が月経中のときに。
- 交尾にたいする反応はとくに拒絶的なため、できないかその気がない。

運動器
- 精神的トラウマの後の叩かれたような痛みや、あるいは神経性の筋肉や関節の痛み。接触や動作で悪化する（鑑別診断：p.58 カモミラ Cham. じっとしていられない。とくに夜）。

原　因
- 手術や怪我。皮膚発疹の抑圧。
- 精神的なトラウマ。

基　調
- 悪化：苦悩、怒り、侮辱、失望、名誉を傷つけられること、患部を触ること、寒冷、睡眠後、午前3時以降に。
- 好転：温暖、横たわること、戸外を歩くことで。

46 スタフィサグリア（ヒエンソウ）Staph.

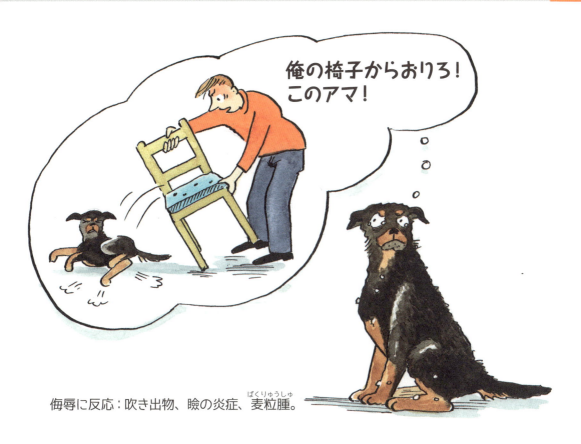

侮辱に反応：吹き出物、瞼の炎症、麦粒腫（ばくりゅうしゅ）。

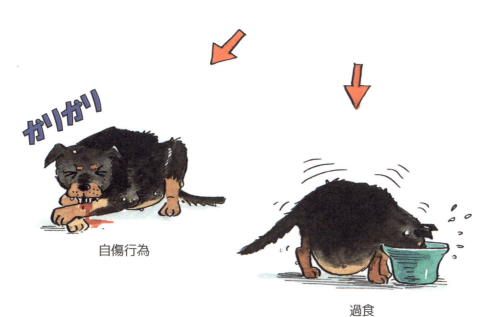

自傷行為

過食

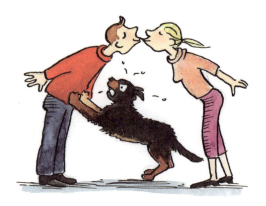

激しい嫉妬。とくに女性の飼い主の場合。

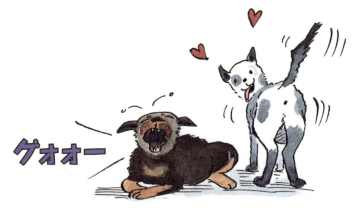

性的興味なし。

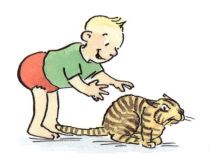

ネコは…

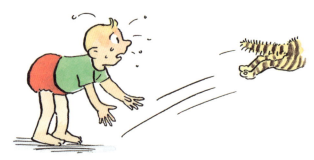

なでられるのが苦手。

47 STRAMONIUM *Datura stramonium*
ストラモニューム（シロバナチョウセンアサガオ）Stram.

シロバナチョウセンアサガオはナス科に属する (p.34 ベラドンナ Bell., p.73 ハイオサイマス Hyos., マンドラゴラ Mand., ダルカマーラ Dulc., カプシカム Caps.) 植物である。マザーチンクチャーを作る際には、開花し始めの草および熟した種が使われる。主な有効成分はアルカロイドのヒヨスチアミンである。精製する際には一部アトロピンも生じる。

毒 性
- ストラモニュームはとりわけ中枢神経に作用する。光や音に対する敏感さが増し (p.34 ベラドンナ Bell.)、せん妄や知覚障害から失明まで、感受性の減少あるいは増加がみられる。
- 筋肉では協調運動障害がおこり、不安定な歩行やひきつり、震えやけいれんが生じる
- 以前は媚薬として、また麻酔のような特徴を持つために麻酔薬や歯の痛みどめとして使用された。
- 犬や猫ではとくに行動の問題に合うレメディである。パニックや自傷行為、別れの恐怖、閉所恐怖症、そして暗闇への恐怖に使用される。

行 動
- 自分自身と他人に対する激しい破壊的な怒り (p.34 ベラドンナ Bell., p.73 ハイオサイマス Hyos., p.148 バレチューム Verat.) が常にあり、おそらくこれは突然爆発させるのであろう (タレンチュラ Tarent.)。狂乱を招く要因としては、ショックをともなう驚き、音（ボーラックス Bor., p.25 オーラム Aur.)、突然の強烈な光 (p.34 ベラドンナ Bell.)、鏡のようなもの（リシン Lyss.) がある。興奮状態の激しさのあまり、周りの環境を正しく認識できない (p.109 オピウム Op.)。
- "普通"の動物の行動ではない。つまり、恐怖を抱えた状態で目立たないように行動する。
- ネコをキャリーケースに入れる際の爆発しそうな狂乱がみられる。そのときに怪我をしても痛みに鈍感になっているために気づかない。
- クリニックに連れてこられた猫は獣医からも飼い主からも触られたくない。暗闇への恐怖のため (p.1 アコナイト Acon., p.34 ベラドンナ Bell.)、そして閉所恐怖症のため (p.16 アージニット Arg-n.)、このような猫には隠れ場所としてタオルなど覆うものを使用しないほうがよい。
- 自分が恐怖を抱いている物を狙って、飼い主にわざわざこれ見よがしにマーキングをする (p.100 ネイチュミュア Nat-m.)。これが恐怖からか嫉妬からか (p.73 ハイオサイマス Hyos., p.82 ラカシス Lach.) ははっきり区別できない。
- 恐怖で尿や便が出る (p.1 アコナイト Acon., p.16 アージニット Arg-n.)。
- 見知らぬ猫が縄張りに現れたら、もう庭に出ることができない。とくに、暗くなると恐怖も加わる (p.1 アコナイト Acon., p.34 ベラドンナ Bell., p.91 メドライナム Med., p.115 フォスフォラス Phos.)。屋内に猫トイレがおいてない場合、別の場所を探す。
- ストラモニュームの犬は、診察台の上に固まって立ち、瞳孔は開き、いかなる言葉をかけても受け付けない。そして、普段は持っていると思われないほどの力を結集することができる (タレンチュラ Tarent., p.148 バレチューム Verat.)。このようなパニック発作の状況では、自分の飼い主ですら分からなくなる。
- 水への恐怖（リシン Lyss., p.73 ハイオサイマス Hyos.) や別れの恐怖 (p.22 アーセニカム Ars., p.115 フォスフォラス Phos., p.124 ポースティーラ Puls., p.79 ケーライカーブ Kali-c.) で、排便や排尿をする。あるいはクッションや毛布(フォスフォラス Phos.) をボロボロにしたり、疲れて動けなくなるまで暴れ狂う。その攻撃性は飼い主や自分自身に向かうこともあり、その場合、爪を噛みまくることもある (p.58 カモミラ Cham., p.76 イグネシア Ign., p.136 スタフィサグリア Staph.)。

中枢神経系
- ショックによるてんかんの発作で、その後一時的な失明。触られると反射的に噛みつく。

頭 部
- 散瞳と光への敏感さ。熱い頭 (p.34 ベラドンナ Bell.) と、恐怖の結果として喉頭のけいれん。

心 臓
- 不規則な心拍。弱い脈がみられる(鑑別診断:p.34 ベラドンナ Bell.)

生殖器官
- オス犬の性欲過剰、メス犬の色情症に合う。全体像がストラモニュームに合っている場合に与えない。

運動器
- 強直間代性のけいれん、カタレプシー（強硬症）、統制のとれない動作、衝動的な動きなどがみられる。

基 調
- 悪化：暗い部屋、ひとりでいること、睡眠の後、水面やキラキラするものをみることから。
- 好転：明るい光、ひとといること、温暖で。

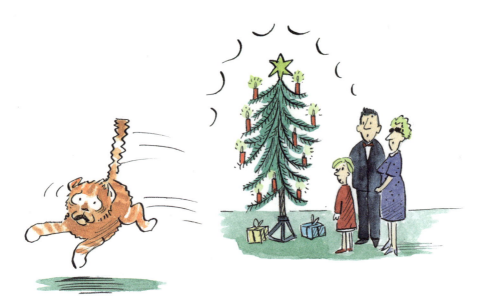

突然の強烈な光でパニック。

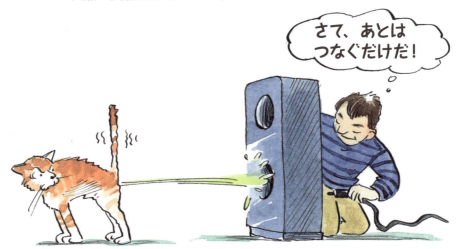

怖いものにはマーキング。

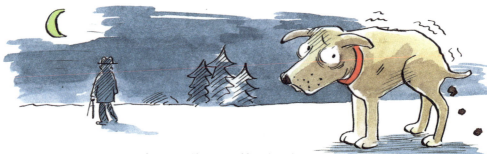

暗闇の恐怖と硬い節のある便。

47 ストラモニューム（シロバナチョウセンアサガオ）Stram.

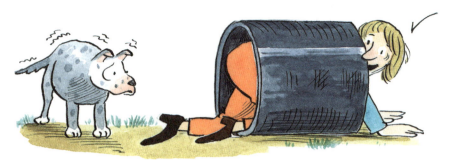

管の中を通るのが怖い。

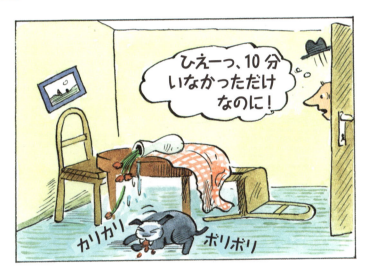

ひとりでいることへの恐怖。自傷行為、攻撃性。

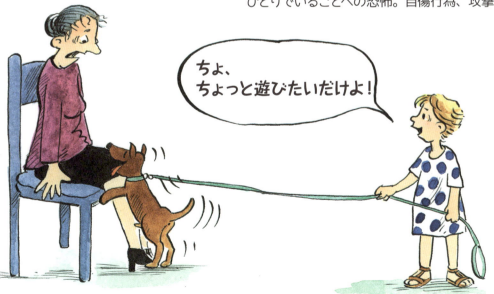

オス犬の性欲過剰、メス犬の色情症。

48 SULPHUR　*Sulphur*
ソーファー（硫黄）Sulph.

硫黄はほとんどすべての酵素の構成要素であり、あらゆる細胞に存在する。タンパク代謝、脂肪代謝、炭水化物代謝を通して酸素供給やホルモンの調節（とくに甲状腺と副腎）そして解毒にいたるまで、生体中のあらゆる代謝過程に関与している。

この硫黄代謝が障害されると、タンパク代謝、脂肪代謝、炭水化物代謝の乱れが生じ、体液調節も狂い、毒性の老廃物がたまってしまう。この場合、硫黄を含む割合の大きな臓器、つまり皮膚、関節、肝臓、胃腸、静脈系が最も強い影響を受ける。

ソーファーは犬や猫に使用される。

外見と行動
- がっしりして背が高く、小汚くみえる場合が多い。水が苦手（ウォータードッグを除いて）だが、水たまりや泥だまりの中で楽しそうに転げまわるのが好き。
- 非常に自意識が高く、だいたいは明るいがよく反抗的になる。"最後の最後"に何かをやることが好きで、飼い主が呼んだ後でもまだ排尿したり草にマーキングしたりする。小さい犬は恐れることなく自分よりずっと大きな犬にも向かっていき、その敬意を払わない態度から生じるかもしれない争いを避けようともしない。
- クリニックでは落ち着きなくバタバタとしており、じっと立っていられない。そして自分の方からもクリニックの備品やスタッフを観察する。オス犬はひかえめにマーキングをする。
- 荒々しく快活な性格。

消化器官
- ひどい喉の渇き。汽水も好んで飲む。食欲旺盛、えり好みせず、燻製や甘いものも好むが、それを食べると放屁や鼓腸や疝痛が生じる。
- 便意はあるが出ない便秘。下痢と交互する。頻繁な朝の下痢、焼けるようにヒリヒリする肛門。下痢やガスは硫化水素の臭いがする。一日の流れのうち、便はだんだん細くなる（p.106 ナックスボミカ Nux-v.）。

ホルモンバランス
- 以前の病気やステロイドの使用により、甲状腺や副腎皮質の機能が障害されている場合、ソーファーは耳炎や脂っぽい皮膚によいだけではなく、代謝を調整し老廃物の排泄を促すことができる。

皮膚、粘膜
- 乾燥した痒みのあるうろこ状の皮膚は悪臭を放つ。脂っぽい、絡まった毛、生え変わりの遅さ、毛の下に溜まったフケ。肩甲骨の間に、場合によっては切れ毛があり、この部位はだいたい他の部分よりも冷たい（鑑別診断：p.85 ライコポディアム Lyc. 切れ毛、その部位の皮膚は温かい）。赤みを帯びた湿疹、丘疹、膿疱は、明らかに健康な皮膚よりも熱をもっている。ブラッシングや入浴などには耐えられず、皮膚が赤くなったり熱をもってさらに痒みが増す。ノミに刺されるとアレルギー反応が起こる。部分的に使用する外部寄生虫に対する薬や殺菌剤、収斂剤などもやはり受けつけない。
- あらゆる分泌物は刺激があり皮膚を傷つける。皮膚と粘膜の境目が炎症を起こし、粘膜はすべてカタルを生じる。
- 症状は臓器と皮膚で交互に現れることがよくあるが、これはソーファーが皮膚を通しての排泄も促すからである。この場合、私たち療法家にとってとくに重要なのは、この排泄を抑えないことである。治療の過程で湿疹が出る場合、これは反応であるからそのままにしておかなければならない。病気の進行が内臓に向かわないようにするためである。

運動器
- 関節症では硫黄分解によってコンドロイチン硫酸が減少し、関節液中の硫黄の含有が増加し、軟骨の膨張が減少する。関節痛はとくに夜に寝床の温かさで、また早朝に生じる。
- 硫黄は皮膚から直接吸収されるので、硫黄泉はリウマチや多発性関節炎にも役立つ。

基調
- 悪化：湿気、寒冷、体を洗うこと、入浴、夜から早朝にかけての時間帯、午前11時ごろに。
- 好転：乾燥した暖かい天候で（暑さではない）。

48 ソーファー（硫黄）Sulph. 143

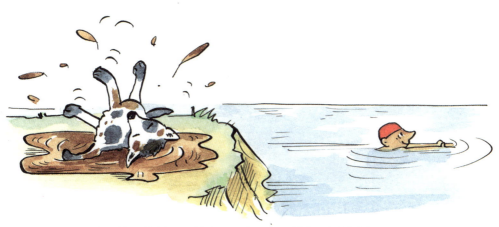

水は苦手だが、泥だまりの中で楽しそうに転げまわる。

小さな犬でも恐れを知らず
大きな犬に向かっていく。
争いを避けようとはしない。

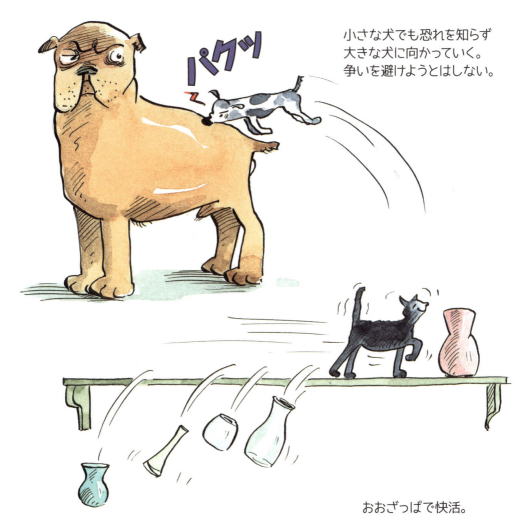

おおざっぱで快活。

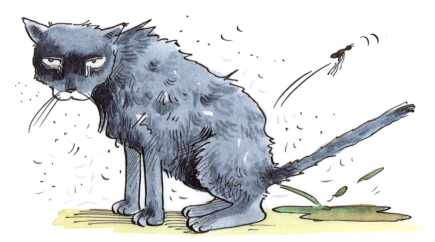

皮膚は乾燥し痒い。毛は脂っぽく絡まっている。赤みを帯びた湿疹、ノミ刺されにアレルギー。便秘と下痢が交互する。

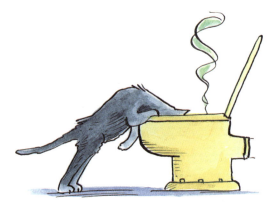

いつも喉が渇いている。汽水も飲める。

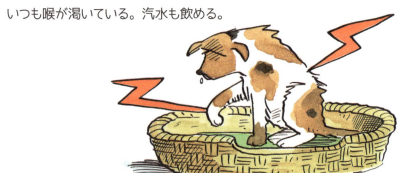

関節症で関節の痛み。とくに寝床の温かさで、早朝に生じる。

49 THUJA *Thuja occidentalis*
スーヤ（ニオイヒバ）Thuj.

ニオイヒバはヒノキ科の植物でコーカサス地方原産。中央・南ヨーロッパで観賞用植物として栽培されている。レメディを作るには、開花前の枝先の新芽の部分が使用される。

病態生理学、毒性
- 葉と枝先には精油が含まれる。とくに、毒性を持つツジョンと、その他には樟脳やフラボノイド、苦み成分、タンニン、クエン酸を含む。
- 毒性の成分は中枢神経に作用して強直間代性けいれんや意識喪失を生じ、尿路に作用すると膀胱粘膜の壊疽や腎臓出血、タンパク尿や尿円柱、尿毒症が見られる。肝臓では後退性の変性、血管系では赤血球に対する自己免疫の形成や出血がみられ、また胃腸管や子宮粘膜では潰瘍が形成される。
- スーヤはホメオパシーの重要な抗淋病マヤズムのレメディであり、その症状像は犬と猫に認めることができる。太り気味で、スポンジのようにぶくぶくしていて、寒がりの動物に合う。

行動
- 愛嬌のあるスーヤタイプであれば、その動物はそれを見せないようによく心得ている。クリニックでは恐怖を見せることがなく、脅迫行動や宥和行動もとらない。飼い主に近寄るということもない。しかしながら、痛みへの敏感さゆえに診察の時には激しく反応することもあるので、しっかり押さえていなければならない。
- 家では周りの人間や動物にあまり関心がなく、マイペースでむっつりとした様子で憮然としている。環境や日課の変化に対しては、気の進まなさそうな反応を示すか攻撃的にすらなる。従属することは"知らない"か、あるいはランク付けを自分の都合のいいように変えようとする。このことからも明らかなように、このタイプのペットは家に他の動物がいるのをよくは思わない。

消化器官
- スーヤの患者の歯にはカリエス(虫歯)がよくあり、歯頸部吸収病巣(猫の病気)も見られる。歯茎と舌下の唾液腺が腫れる、あるいは舌下型がま腫がある。
- 冷えがある割には冷たい水を欲する。
- 鼓腸の傾向、便秘または下痢、とくに午前3-4時に。スーヤの腺への作用はすい臓に出る。便は脂っぽくどろどろで、たくさんいきまないと出てこないが、出るときは突然飛び出る。

皮膚、粘膜
- 頻繁な粘膜の炎症。例えば、結膜炎ではそれほど膿んではいないがとても刺激のある流涙。瞼結膜に濾胞や水疱ができることもある。瞼や頭部に小さな突起のあるイボは出血の傾向がある。麦粒腫（ばくりゅうしゅ）(p.136 スタフィサグリア Staph.)。
- 皮膚は非常に脂っぽく、色素斑や角質化、イボ、フケ、反復性の湿疹の傾向がある。開口部の皮膚と粘膜の境界の部分は荒れて脂っぽい。
- イボは体のどの部位にも現れる。耳の裏や肛門によく見られる。毛包虫症など慢性の寄生虫感染、あるいは真菌類のケースでもスーヤを必要とする。

泌尿器官と生殖器官
- 尿はしばらくたつと濁ってくる。タンパクを含むため、あるいは赤血球を多く含んで赤みがかった沈殿物が見られるためである。
- オスもメスも慢性のあるいは反復性の帯下がある。粘りはなく痒みと刺激がある。
- 卵巣嚢胞とそれによる不妊。
- 前立腺肥大症あるいは前立腺炎。
- 生殖器の腫瘍。

運動器
- 神経痛の症状、リウマチや反復性の腱炎の傾向。これらはとくに冷えや湿気で悪化する。
- 爪は割れやすく、変形し真菌性の疾患が起こりやすくなる。肉球は脂っぽく汗で湿っていることが多い。

基調
- 悪化：寒冷、湿気、天候の変化、休息、予防接種や薬投与の後で。
- 好転：湿った暑さ、温暖、動作、乾燥した気候で。

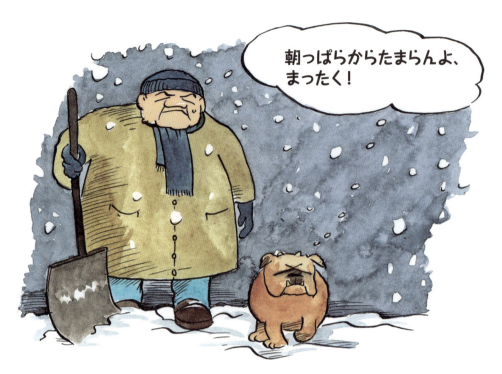

あらゆる予定外のことにはむしゃくしゃしてやる気が起こらない。

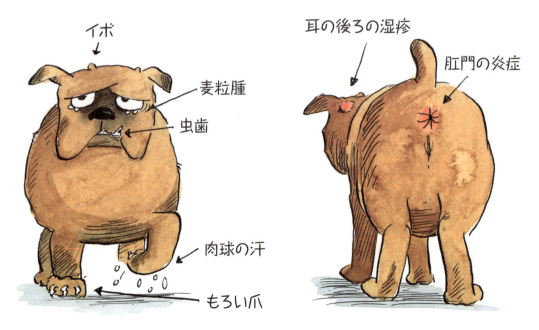

粘膜の炎症、イボと湿疹。

49 スーヤ（ニオイヒバ）Thuj.

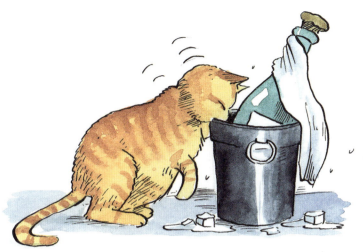

冷たい水をひどく欲する。

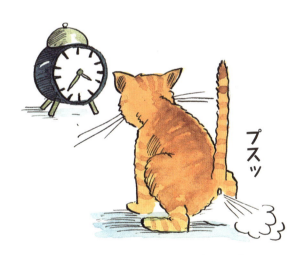

鼓腸、便秘、下痢の傾向。
とくに午前 3-4 時。

基調：

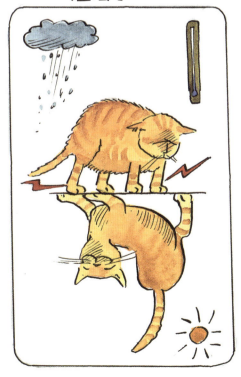

基調：寒冷や湿気、気候の変化で悪化。
湿った暑さや温暖、動作で好転。

50 VERATRUM ALB. *Veratrum album*
バレチューム（バイケイソウ）Verat.

バレチューム・アルバム（バイケイソウ）は、最初の花が咲くまでに10年もの年月がかかる。この期間に土地を疲労させるこの植物と、そのゆっくりとしたエネルギーを奪うプロセスがこのレメディを必要とする犬や猫の病気の進行によく似ている。

毒　性
- アルカロイドのプロトベラトリンとゲルメリンは中枢神経や血管、腸、横紋筋に作用する。これによりけいれん様の収縮や筋肉の弛緩の弱さ、動作の困難、震え、低血圧症、遅い脈がみられる。
- 唾液の分泌をともなう過度の嘔吐、コレラ様の下痢、冷や汗、意識障害があり、プロトベラトリンの副交感神経作用により夜に悪化する。
- **注意：**キーノート（ホメオパシー的に特徴的なレメディの症状）は多動による常同行動、破壊欲、氷のような冷たさ（心身ともに）、激しい分泌・排泄、爆発様の嘔吐、虚脱状態である。

行　動
- 早熟、常に動いている、仕事では根気強い、注目を集めたがる。
- 犬は他の犬との接触を好まない。相手からもどちらかと言うと避けられる。
- 猫は、うつの時は腕に抱かれたくて、躁のときは家中をひっかきまわす。常同行動や脅迫行為の傾向（躁鬱状態）ある。
- このことから破壊欲や自傷行為が出てくることもある。非常に怒りっぽく、自分が注目を集めていないとほんの小さなことでも攻撃的になる。自傷行為では皮膚や毛が激しく荒れて、深い傷が生じる（鑑別診断：p.136 スタフィサグリア Staph. 脇腹の毛が抜けるほどなめる）。
- 臆病、怖がりで、非常に嫉妬深い。甲高く叫びながら突然嚙みつくなどの行動がみられる。
- 怖がりだが、罰を与えても懲りない性格。

全般的な症状
- ひどい低体温、虚脱の傾向があり、けいれんとひきつけがみられる。あらゆる排泄や分泌が大量で、汗、嘔吐、下痢がある。症状は突然激しく出る。
- 排泄の後、常に死んだように衰弱している。
- めまい、頭部の皮膚や鼻鏡や耳は氷のように冷たく、粘膜は非常に乾燥して青黒い。黄色あるいは黒い舌苔。
- 内部の緊張と筋肉のけいれんのため歯ぎしりをする。

心臓、循環
- 激しい心臓の拍動(p.22 アーセニカム Ars., p.25 オーラム Aur., p.49 カーボベジ Carb-v., p.142 ソーファー Sulph.) は、見てもわかる。
- 脈は速く、糸のように細く弱い。不整脈がある。
- 肩の冷えと、立ち上がるときのふらつきをともなう突然の脱力。

消化器官
- 乾燥して冷たい舌。非常に喉の渇き、飢えたように水を飲む、冷たい水を求めるがすぐに吐く。そのとき咬筋がけいれんすることもある。
- 大量の粘液や胆汁や血の嘔吐にもかかわらず、常に空腹。量の多い無臭（鑑別診断：p.22 アーセニカム Ars.）の下痢は体力を奪い、切られるような疝痛と場合によっては虚脱をともなう。

泌尿器官と生殖器官
- 性欲過剰は、メスでは発情期の始めにみられるか、あるいは抑圧によって起こる。
- メス犬では発情期間が短く、激しく血液を失う。下痢では不随意の排尿あるいは尿の貯留がある。濃い赤茶色がかった尿がみられる。

運動器
- 震え、筋肉のけいれんとひきつりがある。非常に冷たい足、こわばったゆっくりとした歩行あるいはぎこちない歩き方がみられるが、細胞の再分極が遅いためである。

その他
- 虚脱をともない、生命を脅かすあらゆる感染や中毒に合う。パルボウイルス、コロナウイルス感染症やロタウイルス感染症など（まだ虚脱状態でない場合にはどちらかと言うと、イペカック Ip.である。）
- 手術の後のショック状態にも合う。

基　調
- 悪化：寒冷、冷たい飲み物（症状は悪化するが飲みたがる）、興奮、無理すること、圧迫、接触で。
- 好転：緊張と氷のような冷たさを改善するものなら全て。休息、温暖、暖かい飲み物で。
- **注意：**バレチュームの作用は短いので、急性の虚脱の症状では1-2時間おきにリピートするとよい。

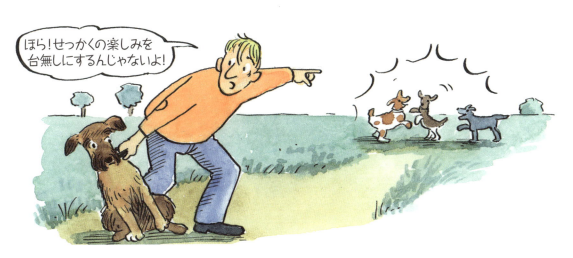

仲間との触れ合いは苦手。

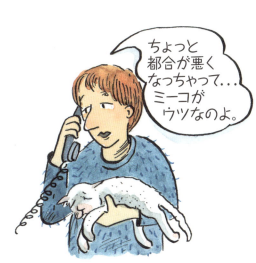

メランコリー真っ最中。

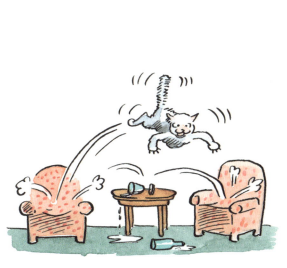

超活動的か…

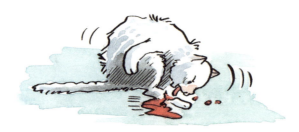

自分の体に攻撃的。

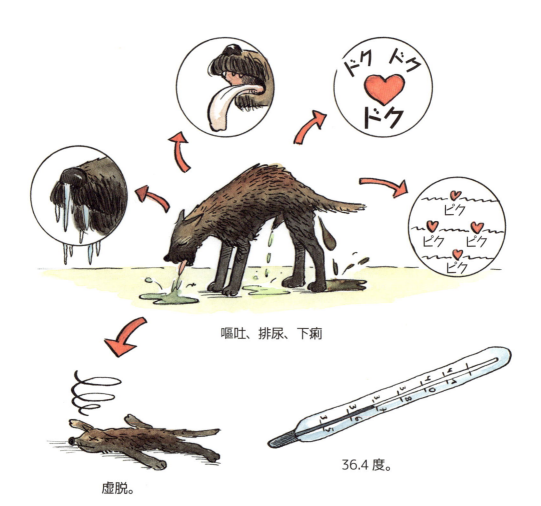

嘔吐、排尿、下痢

虚脱。

36.4度。

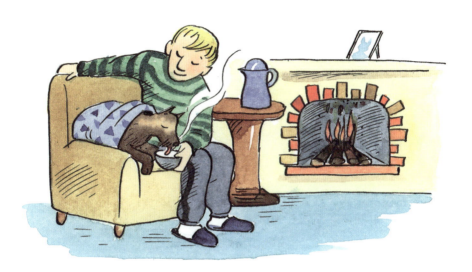

暖かさと温かい飲み物で好転。

著者：
ガブリエレ・プファイファー
(Gabriele Pfeiffer)

イラストレーター：
ユリア・ドリネンベルク
(Julia Drinnenberg)

プロフィールはP. ii 参照。

監修者：
森井 啓二（もりい けいじ）
北海道大学大学院獣医学研究科卒。卒業後、オーストラリア各地の動物病院で研修。1980年代後半から動物病院の統合医療を開始し、日本ホメオパシー医学会認定専門医として同医学会理事・同会獣医師部会代表・国際獣医ホメオパシー学会日本支部代表を歴任。現日本獣医ホメオパシー学会会長。著書に『臨床家のためのホメオパシーノート』（Nana ブックス）、『臨床家のためのホメオパシー・マテリアメディカ』『ホメオパシーマテリアメディカ大全1（Abel-Agar）』『ホメオパシーレパートリー教本』（いづれもエンタプライズ）など、ホメオパシー関連のテキストの他、『宇宙深奥からの秘密の周波数「君が代」』（ヒカルランド）など。

翻訳者：
シュトロートホフ・比佐子（シュトロートホフ ひさこ）
西南学院大学英文学科卒業。英国・ドイツ滞在歴9年。現在は福岡在住。独英日の翻訳・通訳に従事。JPHMA（日本ホメオパシー医学協会）認定ホメオパスとしても、自然療法セミナーやホメオパシーのコンサルテーションを実施している。

愛する犬(ワン)猫(ニャン)のための
ホメオパシー自然療法

発　　行	2016年6月10日
発 行 者	吉田 初音
発 行 所	株式会社ガイアブックス
	〒107-0052 東京都港区赤坂1-1-16 細川ビル
	TEL.03 (3585) 2214　FAX.03 (3585) 1090
	http://www.gaiajapan.co.jp
印 刷 所	シナノ書籍印刷株式会社

Copyright GAIABOOKS INC. JAPAN2016
ISBN978-4-88282-963-8 C3047

落丁本・乱丁本はお取り替えいたします。
本書を許可なく複製することは、かたくお断わりします。